RITA HOFMEIS

ENDOMETRIOSE

EIN SELBSTHILFEBUCH

Bibliografische Information der Deutschen Nationalbibliothek
Die Deutsche Nationalbibliothek verzeichnet diese Publikation in der Deutschen Nationalbibliografie; detaillierte bibliografische Daten sind im Internet über http://dnb.d-nb.de abrufbar.

Typografie und Satz: Elisabeth Dorner, Wien
Umschlagbild: © Annemarie Gorissen, Adobe Stock
Fotos Innenteil und Klappe: © Victoria Posch
Druck: finidr
Printed in the E.U.
ISBN 978-3-99002-117-0
e-ISBN 978-3-99111-010-1

RITA HOFMEISTER

ENDOMETRIOSE

EIN SELBSTHILFEBUCH

maudrich

GELEITWORT

Endometriose ist eine Erkrankung, die uns Mediziner (Diagnostiker und Therapeuten) immer noch vor große Rätsel stellt. Carl Freiherr von Rokitansky, ein Wiener Pathologe und Philosoph, beschrieb bereits 1860 in einem wissenschaftlichen Artikel sehr ausführlich seine Beobachtungen zu dieser gynäkologischen Erkrankung. Trotz intensivster Forschung in den letzten 100 Jahren, haben wir allerdings bis heute keine schlüssige Theorie gefunden, welche die unterschiedlichsten Erscheinungsformen ausreichend erklären könnte. Wir wissen nicht wie und auch insbesondere nicht wann die Erkrankung beginnt. Symptome korrelieren zum Teil nicht mit den pathologischen Befunden. Schmerzen und Störungen der Organfunktionen sind in Zusammenhang mit Endometriose evident. Sie können aber auch von vielen anderen Faktoren mit beeinflusst oder sogar verursacht werden. Welche Dynamik hat diese Erkrankung? Welche diagnostischen und therapeutischen Schritte sind sinnvoll?

Endometriose kann ein symptomloser Zufallsbefund sein, eine akute Erkrankung verursachen oder in ein chronisches Leiden münden. Es gibt Betroffene, die keine Therapie brauchen, andere dagegen erkranken schwer. Schmerzen, ungewollte Kinderlosigkeit, Organzerstörung, reduzierte Lebensqualität, aber auch psychische Erkrankungen und soziale Probleme und vieles mehr können die Folgen sein. Diese Individualität und Diversität von Symptomen und Befunden erfordern vom Therapeuten ein sehr großes Wissen und Erfahrung mit der Erkrankung, um der Patientin langfristig helfen zu können. Aber auch das Wissen der Patientin selbst ob der Erkrankung, ihrer möglichen Ursachen sowie deren Folgen können für die Genesung eine entscheidende Rolle spielen.

Rita Hofmeister erklärt als Betroffene, aber auch als Therapeutin, einerseits ihren eigenen, zum Teil sehr steinigen Weg, um die Erkrankung zu verstehen, anzunehmen und andererseits wie Konzepte und Lösungen für die Heilung der »Physis« und »Psyche« gefunden, oder sogar selbst entwickelt werden können. Die Leserin wird ausführlich über die Erkrankung der Endometriose informiert. Neben der schulmedizinischen Sichtweise werden komplementärmedizinische Verfahren erläutert und anschaulich nähergebracht. Die Ganzheitlichkeit der verschiedenen therapeutischen Ansätze steht dabei im Mittelpunkt. Neben Yoga und einer hilfreichen Ernährung wird die interessante Methode Impuls-Strömen verständlich, auch mit Anleitungen, dargestellt. Rita Hofmeister beschreibt, wie Frau sich selbst entdecken kann, um den Körper und seine Funktionen mit dem Geist zu harmonisieren. Die Darstellung der persönlichen Erfahrungen und Überlegungen der Autorin zeigen auch, wie wichtig die Reflexion des eigenen Zustandes und die Suche nach Hilfe ist. Diese Hilfe sollte allerdings der Patientin nicht die Selbstständigkeit nehmen, sondern geben.

»Triffst Du Buddha unterwegs, dann töte ihn.« Dies bedeutet, dass Frauen den eigenen Weg auf der Suche nach (Er)Lösung und Heilung suchen und gehen müssen, um ihre Einmaligkeit, im Gesunden wie im Kranken, zu erkennen. Enttäuschungen gegenüber unzufriedenstellenden Therapieversuchen, die die Patientin gelegentlich (in ihrer passiven Rolle) erleben musste, resultieren nicht selten aus unrealistischen Erwartungen den Therapeuten, aber auch sich selbst gegenüber.

Rita Hofmeister beschreibt mit vielen, sehr positiven Impulsen, wie solch ein eigener Weg gestaltet werden könnte. Sie macht den Betroffenen Mut, durch eine aktive Änderung der eigenen Sichtweise, Gesundheit und Krankheit – im ganzheitlichen Sinne – genauer der Endometriose, offen zu begegnen, um sie letztendlich erfolgreich zu überwinden.

Ich habe bei der Lektüre dieses Buches interessante neue Erkenntnisse für mich und für die Arbeit mit meinen Patientinnen gewinnen können. Möge es den Leserinnen ebenso ergehen!

Villach, 7. Juni 2020

PRIM. UNIV.-PROF. DR. J. KECKSTEIN

Inhalt

GELEITWORT 5
VORWORT 10
DAS SAGT DIE SCHULMEDIZIN 15
WAS IST ENDOMETRIOSE? 19
WIE ÄUSSERT SICH ENDOMETRIOSE? 21
WIE WIRD ENDOMETRIOSE FESTGESTELLT? 24
WIE WIRD ENDOMETRIOSE SCHULMEDIZINISCH BEHANDELT? 28
WIE ENTSTEHT ENDOMETRIOSE ÜBERHAUPT? 32
EIN GANZHEITLICHER BLICK 35
MEHR ALS NUR DER KÖRPER 39
DIE ENTSTEHUNG VON KRANKHEIT 42
DIE ENTSTEHUNG VON GESUNDHEIT 46
DIE ENTSTEHUNG VON ENDOMETRIOSE 51
VERBINDUNGEN/BEZIEHUNGEN/TRÄUME 57
WERTE 62
RHYTHMUS 67
KOPF-STRESS 71
DAS PRINZIP URSACHE UND WIRKUNG 74
DIE GANZHEITLICHE LÖSUNG 79
ANNEHMEN 83
VERZEIHEN 86
VERÄNDERN 89
GEWOHNHEITEN ÜBERWINDEN 92
HOL DIR HILFE! 95
IN DER PRAXIS 99
IMPULS-STRÖMEN 103
Die 26 Energietore 106
Bei Schmerzen und Krämpfen 110
Bei Regelbeschwerden (vorbeugend und begleitend) 111
Bei Unterleibsschmerzen und Verdauungsproblemen 112
Bei Narben und Verwachsungen 113

Bei Zysten und Dickdarmproblemen 114
Bei Schmerzen, Wut und Verzweiflung 115
Bei Krämpfen und Rückenschmerzen 116
Bei Spannungen und Kältegefühl im Unterbauch 117
Für das gesamte Hormonsystem und die Fruchtbarkeit 118
Belastungen auflösen und Kraft aufbauen 119
Kraft tanken bei Erschöpfung 120
YOGA 122
Savasana 127
Bauchatmung 129
Katze/Kuh 132
Stellung des Kindes 135
Herabschauender Hund 137
Happy Baby 139
Schulterstand 140
Korkenzieher 143
Schmetterling 144
Öffnende Herzstellung 145
Halbmond 147
Kleine Meditation 149
ERNÄHRUNG 154
Warm statt kalt! 155
Gekocht statt roh! 161
Milchprodukte meiden! 165
Auf Weizen verzichten! 170
Kaffee reduzieren! 173
Weniger Fleisch! 176
Gutes Öl! 180
Weniger ist mehr! 181
SCHLUSSWORT 183

VORWORT

Endometriose hat mein Leben verändert. Hätte man mir, als mein Gynäkologe das erste Mal den Verdacht auf Endometriose geäußert hat, erzählt, wie mein Leben 15 Jahre später aussehen würde, ich hätte laut gelacht und es nicht geglaubt. Aber der Reihe nach …

Als ich ungefähr 25 Jahre alt war, war mir das tägliche Einnehmen der Anti-Baby-Pille als Verhütungsmittel plötzlich irgendwie zuwider. Also habe ich sie abgesetzt. Was folgte, waren unerträgliche Regelschmerzen. Nach ein paar Monaten ging es mir einmal im Monat so schlecht, dass ich zwei Tage lang das Bett nicht mehr verlassen und vor Schmerzen nicht aufrecht stehen konnte. Ich litt während der Periode unter Verstopfung, weil der Stuhlgang zu schmerzhaft war. Und sowohl während als auch noch Tage nach der Regelblutung plagte mich ein diffuser Kreuzschmerz, gegen den auch die üblichen Schmerzmittel nicht halfen.

Mit meinem damaligen Gynäkologen hatte ich Glück und Pech gleichermaßen. Glück, weil er sofort Endometriose als Ursache meiner Beschwerden vermutete. Pech, weil er ohne weitere Erklärung eine Operation mit Gebärmutterentfernung und künstlichem Darmausgang in den Raum stellte. Ich hatte von Endometriose noch nie etwas gehört, war schockiert, total überfordert, und steckte den Kopf in den Sand.

Zwei Jahre lang hoffte ich auf ein wundersames Verschwinden der Beschwerden – oder dass ich meine Schmerzen irgendwie weiterhin aushalten könnte. Aber sie wurden immer schlimmer.

Damals hatte ich noch keine Idee, wie ich mir abseits der Schulmedizin selbst helfen könnte. Deshalb wagte ich nach mehr als zwei Jahren Leiden den Schritt zu einem anderen Gynäkologen und stimmte einer Operation zu.

Geplant als Laparoskopie, endete diese OP mit einem Bauchschnitt, der Entfernung von Endometrioseherden am Bauchfell, am Blasendach und der Entfernung eines 11 cm langen Stücks Dickdarm. Noch dazu traten nach der OP Komplikationen auf. Die Naht im Darm wollte nicht so recht heilen. Es brauchte drei Krankenhausaufenthalte, insgesamt 48 Tage Krankenhaus, vier Monate Krankenstand und viele Tränen, bis ich wieder soweit war, an meinen Arbeitsplatz zurückzukehren.

Ich arbeitete damals in einer Werbeagentur. Mein Alltag war geprägt von Stress und Druck. Meine Arbeit war zwar interessant und abwechslungsreich, aber Erfüllung war sie keine. Immer öfter musste ich mich überwinden, hinzugehen und auszuhalten. Privat ging es mir nicht viel besser. Ich liebte einen Mann, der mich nicht wollte. Oder nur ab und zu und zu seinen Bedingungen. Ich hatte keine Beziehung – zumindest keine, wie ich sie mir wünschte.

Ein Mitarbeiterbindungs-Programm ermöglichte es mir damals, knapp ein Jahr nach meiner OP eine Auszeit zu nehmen. Ich entschloss mich, diese drei freien Monate in Indien zu verbringen. Schon ein paar Jahre zuvor hatte ich nämlich begonnen, regelmäßig Yoga-Stunden zu besuchen. Und diese Stunden waren die einzigen, in denen ich mich wirklich wohl fühlte, in denen ich abschalten konnte und so sein konnte, wie ich wirklich war. Und in Indien wollte ich nun mehr über Yoga erfahren und eine Yogalehrer-Ausbildung machen.

Damals sollte das nur eine persönliche Bereicherung sein. Und tatsächlich brauchte ich weitere fünf Jahre in meinem Werbejob, weitere fünf Jahre unerfüllte Beziehung und eine weitere Yogalehrer-Ausbildung fünf Jahre später, bis ich meine erste Stunde selbst unterrichtete. Von da an ging es Schlag auf Schlag. Ich wurde endgültig von meinem damaligen Partner verlassen, und an meinem tiefsten Punkt (ich hatte wieder Verdauungsbeschwerden und Schmerzen – allerdings andauernd, unabhängig von der Periode) begann ich nicht nur eine Psychotherapie, sondern lernte auch Impuls-Strömen kennen. Sehr schnell wusste ich, dass eine Kombination von Strömen und Yoga mein neuer Beruf werden sollte. Sehr schnell verbesserte sich auch mein Gesundheitszustand, und sechs Monate, nachdem ich in das tiefste Loch meines Lebens gefallen war, verliebte ich mich – in eine Frau.

Heute bin ich glücklich. Und Endometriose-frei.

Als gesund möchte ich mich (noch) nicht bezeichnen, denn 13 Jahre nach meiner ersten OP war leider eine zweite fällig. Nicht wegen Endometriose, sondern wegen einer Spät-Komplikation der ersten Operation. Die Naht in meinem Darm war nämlich wider Erwarten nie richtig verheilt, sondern es hatte sich ein Fistelsystem mit faustgroßem Abszess gebildet. Im März 2019 wurde dieser Abszess entfernt und die Darmverbindung in einer recht aufwändigen Operation neu gemacht. Und auch jetzt, fast ein Jahr später, während ich dieses Buch schreibe, ist meine Gesundheit noch immer nicht wiederhergestellt. Nach der zweiten OP hat sich wieder ein

Loch im Darm mit Fistel gebildet und kein Schulmediziner kann mir sagen, warum das so ist. Ich bin sehr froh, dass ich in der Zwischenzeit Methoden kennengelernt habe, die mir Antworten geben und die mir helfen, meine gesundheitliche Situation anzunehmen und damit umzugehen, ohne verrückt zu werden. Was ich aber sagen kann: Obwohl in meinem Bauch einiges los ist – Endometriosebeschwerden habe ich seit vielen Jahren keine mehr.

In diesem Buch schreibe ich über vieles, was ich in den Jahren seit meiner Diagnose über mich selbst erfahren habe. Ich möchte Tools weitergeben, die ich kennengelernt habe, und damit jeder betroffenen Frau die Möglichkeiten geben, sich selbst zu helfen. Endometriose gilt schulmedizinisch gesehen als unheilbare, chronische Krankheit. Aber ganzheitlich betrachtet stimmt das einfach nicht.

Hätte ich mit 25 gewusst, was ich heute weiß, wäre möglicherweise vieles anders gekommen und ich hätte mir vielleicht einiges erspart. Ganz bestimmt hätte ich dann nämlich einen ganzheitlichen Blick auf mich und meine Symptome geworfen. Aber all dieses »hätte« und »vielleicht« bringt mich heute nicht weiter, deswegen denke ich gar nicht erst darüber nach.

Ich bin heute da, wo ich bin, nicht obwohl ich Endometriose hatte – ich bin da, wo ich bin, weil ich Endometriose hatte. Und dafür bin ich unendlich dankbar.

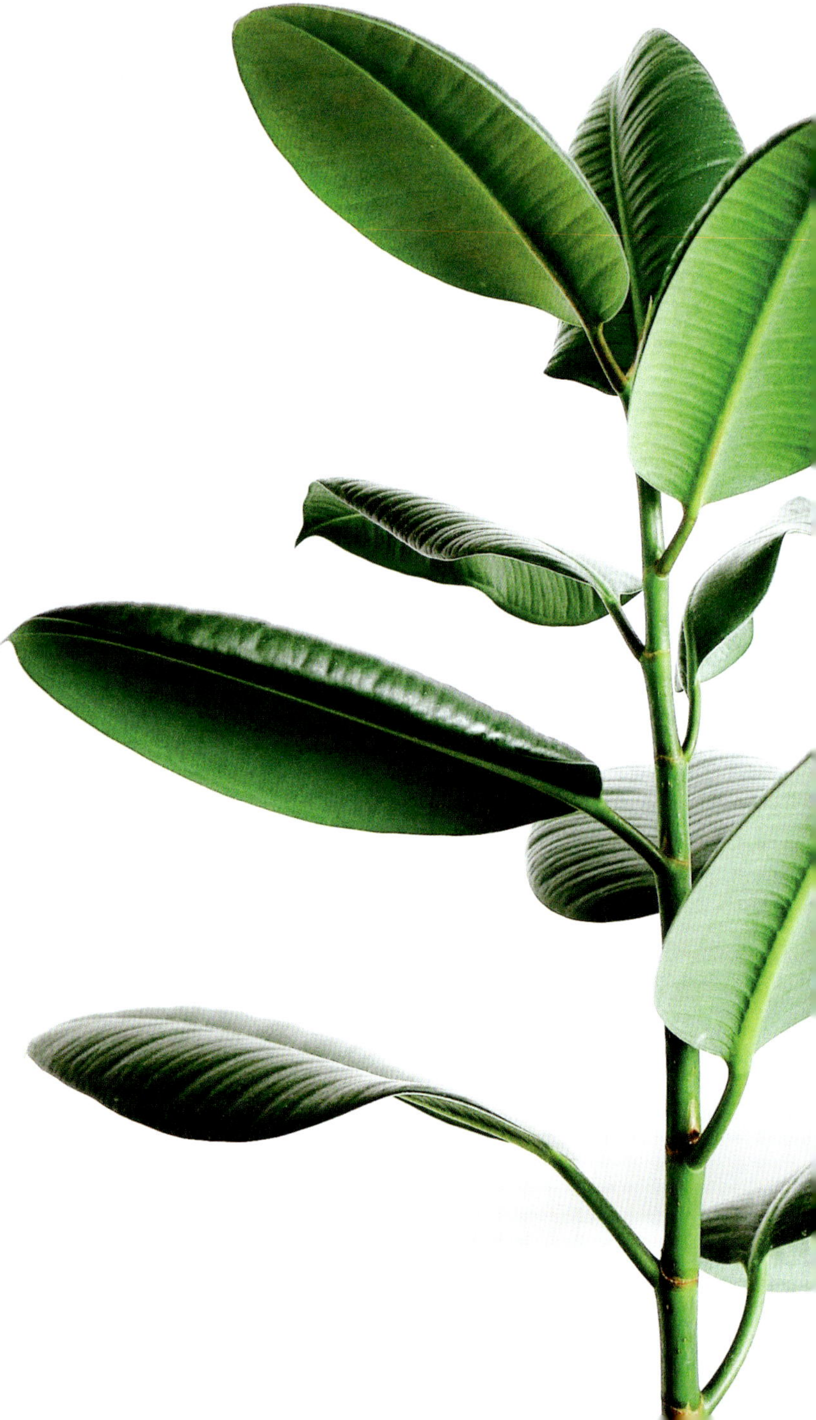

Teil 1

DAS SAGT DIE SCHULMEDIZIN

Bevor wir einen ganzheitlichen Blick auf die Krankheit werfen, möchte ich ein paar Fakten über Endometriose nennen, sowie den schulmedizinischen Weg, damit umzugehen.

Vorweg ist mir auch sehr wichtig zu erwähnen, dass ich nicht jemand bin, der die Schulmedizin und unsere Ärztinnen und Ärzte verteufelt. Im Gegenteil. Nichts und niemandem würde ich mich in einem medizinischen Notfall eher anvertrauen als der Schulmedizin. Und auch in puncto Diagnose kann ihr meiner Meinung nach nichts das Wasser reichen. Aber was die Ursachenfindung und auch oft die tatsächliche Heilung betrifft, ist die moderne Medizin leider limitiert. Trotz all der Wissenschaft gelten unzählige Krankheiten als »idiopathisch« – Ursache unbekannt. Und wenn man die Ursache einer Krankheit nicht kennt, ist es auch nahezu unmöglich, diese Krankheit ursächlich zu heilen.

Man kann unseren Ärztinnen und Ärzten nicht einmal einen Vorwurf machen. Denn die moderne, aufgeklärte Medizin bzw. Wissenschaft beschränkt sich bisher darauf, in der Materie – also im Körper – nach Ursachen zu suchen. Dort liegt sie aber so gut wie nie. Dazu mehr in Teil 3: ›Die Entstehung von Endometriose‹.

WAS IST ENDOMETRIOSE?

Unter Endometriose versteht man Zellen, die der Gebärmutter-Schleimhaut sehr ähnlich sind. Daher kommt auch der Name (Gebärmutter-Schleimhaut = »Endometrium«). Diese Zellen siedeln sich außerhalb der Gebärmutter an. Meistens im kleinen Becken – an den Eierstöcken, den Eileitern, der Blase, den Harnleitern, am Darm oder am Bauchfell. Seltener siedeln sich Endometriose-Zellen auch in anderen Körperteilen an – zum Beispiel im Zwerchfell, in der Lunge oder sogar im Auge. Häufiger ist jene Sonderform der Endometriose, bei der sich die Zellen in der Gebärmuttermuskulatur ansiedeln. Dann spricht man von Adenomyose.

Diese Zellen sind der Gebärmutter-Schleimhaut nicht nur ähnlich, sie verhalten sich auch so. Auch diese Zellen »bluten«, wenn eine Frau menstruiert. Man kann sich das so vorstellen, dass diese Ansammlungen von Zellen (auch »Herde« genannt) einmal im Monat winzige Mengen von Blut absondern.

Für dieses Blut gibt es im Gegensatz zum Menstruationsblut aber keine natürliche Abflussmöglichkeit. Deswegen entstehen an den Endometriose-Herden jeden Monat Entzündungen. Und das tut weh. Außerdem entstehen so auch Vernarbungen und Verwachsungen, die nicht nur Schmerzen bereiten, sondern zusätzliche Schäden im Gewebe anrichten.

Als wäre das noch nicht genug, ist Endometriose auch eine Krankheit, die sich ausbreitet. Die Endometriose-Zellen vermehren sich und können in Organe hineinwuchern. Das kann sonst nur Krebs. Aber keine Angst! Endometriose ist zwar gemein, aber eine gutartige Erkrankung. Man kann daran nicht sterben. Eine Diagnose und regelmäßige Kontrollen beim Frauenarzt sind aber dennoch sehr wichtig. Denn Endometriose kann zum Beispiel in die Harnleiter hineinwachsen und diese verschließen, was im schlimmsten Fall das Absterben einer Niere zur Folge hat. Das kommt zwar nur bei wenigen betroffenen Frauen vor, aber es kann sehr gefährlich werden.

Endometriose ist eine immer noch eher unbekannte Krankheit, obwohl sehr viele Frauen davon betroffen sind. Man geht davon aus, dass ca. 10 % aller Frauen im fortpflanzungsfähigen Alter Endometriose haben. Im deutschsprachigen Raum sind das über eine Million Frauen.

WIE ÄUSSERT SICH ENDOMETRIOSE?

Endometriose ist eine Krankheit, die Frauen massiv in ihrer Lebensqualität einschränken kann. Aber sie ist sehr individuell und von Frau zu Frau verschieden ausgeprägt. Manche Betroffene haben ganz kleine Herde und große Schmerzen. Andere haben einen ausgeprägten Befund, aber gar keine Beschwerden, und die Diagnose erfolgt nur zufällig. Allerdings gibt es Symptome, bei denen man hellhörig werden und zur Abklärung zum Gynäkologen oder zur Gynäkologin gehen sollte:

- *Regelschmerzen*

  Das häufigste Symptom bei Endometriose sind Schmerzen und Krämpfe während der Regelblutung. Es gibt Frauen, die davon berichten, nicht aufrecht stehen zu können oder ohnmächtig zu werden.

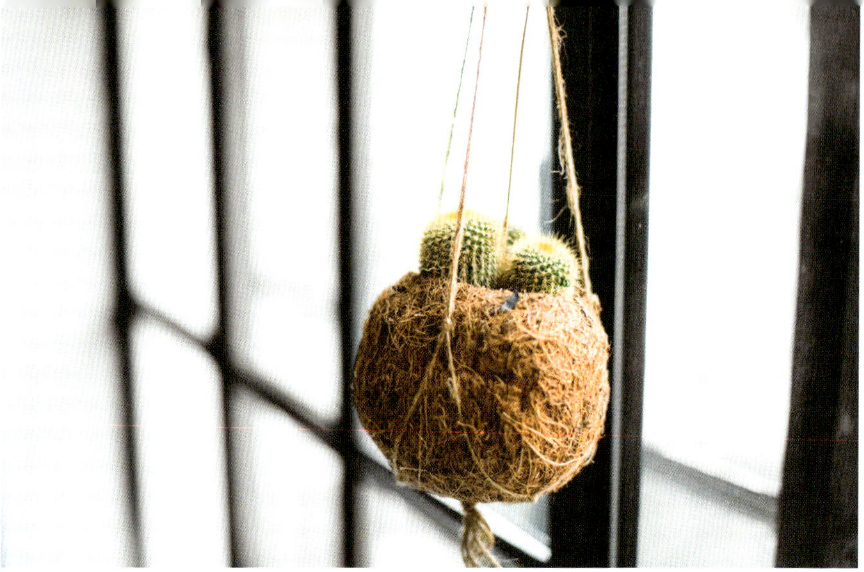

- *Beschwerden beim Stuhlgang*

  Ist der Darm von Endometriose betroffen, kommt es während der Regelblutung auch oft zu Schmerzen beim Stuhlgang, Verstopfung oder Blut im Stuhl.

- *Beschwerden beim Harnlassen*

  Sind die Blase oder die Harnleiter mitbetroffen, kann während der Periode das Wasserlassen schmerzhaft bzw. der Harn blutig sein.

- *Schmerzen beim Sex*

  Von Endometriose betroffene Frauen klagen auch häufig über Schmerzen beim Geschlechtsverkehr.

Charakteristisch für Endometriose ist, dass diese Beschwerden zyklisch auftreten, also einmal im Monat während oder rund um die Regeblutung. Es gibt aber auch Frauen, deren Symptome nicht dem Zyklus unterliegen. Zusätzlich zu diesen typischen Beschwerden gibt es aber noch andere Symptome, die ebenfalls auf Endometriose hinweisen könnten:

- *Ungewollte Kinderlosigkeit*

  Endometriose-Zysten an den Eierstöcken, verschlossene Eileiter und überhaupt ein »feindliches« Milieu in der Gebärmutter können dazu führen, dass von Endometriose betroffene Frauen nicht oder nur schwer schwanger werden.

- *Unspezifische Beschwerden*

  Von Endometriose betroffene Frauen leiden auch oft an unspezifischen Beschwerden wie Kopfschmerzen, Übelkeit, Völlegefühl, einem aufgeblähten Bauch, Rückenschmerzen, leichtem Fieber, Stimmungsschwankungen oder Erschöpfung. Oft ist das Immunsystem schwächer als das von gesunden Frauen, wodurch man anfälliger für Infekte ist. Und das oft jahrelange Leiden bis zur Diagnose kann auch die Psyche massiv beeinträchtigen. Obwohl Beschwerden üblicherweise zyklisch auftreten, können Frauen gerade diese unspezifischen Beschwerden auch völlig unabhängig von ihrer Regelblutung haben.

WIE WIRD ENDOMETRIOSE FESTGESTELLT?

Obwohl seit Jahren an der Entwicklung eines Bluttests zur Feststellung von Endometriose geforscht wird, kann auch noch heute (Stand: Anfang 2020) eine gesicherte Diagnose nur mittels Entnahme einer Gewebeprobe und histologischer Untersuchung des Gewebes festgestellt werden. Um zu diesem Gewebe zu kommen, braucht es eine Operation, eine sogenannte Bauchspiegelung oder Laparoskopie.

Allerdings können erfahrene Ärztinnen und Ärzte mittlerweile mit folgenden anderen Untersuchungsmethoden mit ziemlicher Sicherheit eine Verdachts-Diagnose stellen, die sich in der Regel auch bestätigt:

- *Anamnese*

Am Anfang jeder Untersuchung sollte ein ausführliches Gespräch stehen, in dem alle Beschwerden angesprochen werden. Auch Beschwerden, bei denen man nicht sofort an Endometriose denkt, sollten erwähnt werden. Bitte sei als Betroffene offen, nichts muss dir unangenehm oder sogar peinlich sein. Wenn du dich bei diesem Gespräch nicht verstanden oder ernstgenommen fühlst, suche dir jemand anderen!

- *Tastuntersuchung*

Herde im Bereich der Scheide oder des letzten Abschnitts des Dickdarms können gesehen oder beim Abtasten gespürt werden. Meistens sind diese Herde auf Druck auch schmerzempfindlich.

- *Ultraschall*

Ein gynäkologischer Ultraschall, der mittlerweile eine Standard-Untersuchung beim Frauenarzt oder bei der Frauenärztin ist – dabei wird ein Ultraschallkopf in die Scheide eingeführt – kann Endometrioseherde sichtbar machen. Zysten an den Eierstöcken, befallene Eileiter, Adenomyose, aber auch Herde am Darm lassen sich mittlerweile gut darstellen und gegenüber anderen Symptomen abgrenzen.

- *MRT*

Zum Aufspüren von Herden in Bereichen des Körpers, die durch die Ultraschall-Untersuchung nicht eingesehen werden können, hat sich das MRT bewährt. Allerdings sollte auch diese Untersuchung von Radiologinnen und Radiologen durchgeführt werden, die Erfahrung mit Endometriose haben.

Andere Untersuchungen wie zum Beispiel eine Darmspiegelung sind meistens nicht sinnvoll. Auch wenn Blut im Stuhl ist, kann es sein, dass Endometriose bei einer Darmspiegelung nicht gesehen wird. Sie wächst zwar in den Darm hinein, durchdringt aber die innerste Schicht der Darmwand nicht. So kann sie bei einer Darmspiegelung unentdeckt bleiben und es kommt zu einer falschen Diagnose.

Die Zeit, bis man zu einer Diagnose oder zumindest Verdachts-Diagnose kommt, kann lang sein. Manchmal dauert es bis zu zehn Jahren, bis die richtige Diagnose Endometriose gestellt wird. Das liegt einerseits daran, dass die Erkrankung in der medizinischen Ausbildung nicht die Bedeutung hat, die sie haben sollte. Viele Ärztinnen und Ärzte – auch Gynäkologinnen und Gynäkologen – kennen die Erkrankung nicht gut genug, um diese bei der Untersuchung in Betracht zu ziehen, geschweige denn sie zu erkennen.

Aber nicht nur im medizinischen Bereich ist Endometriose noch immer eine große Unbekannte. Auch in der Gesellschaft kennt man diese Erkrankung noch viel zu wenig. Und was man nicht kennt, wird nicht ernstgenommen. Beschwerden werden von Familie, Freunden und selbst von medizinischen Fachleuten bagatellisiert. Und auch die Frauen selbst erzählen beim Arztbesuch oft nichts von ihren Beschwerden, weil sie denken, dass – auch sehr starke – Regelschmerzen ganz normal sind und einfach dazugehören.

Aber Achtung: Regelschmerzen zu haben bedeutet nicht automatisch, dass man an Endometriose erkrankt ist. Und wenn du bei Kinderwunsch nach ein paar Monaten des Probierens noch nicht schwanger bist, bedeutet das nicht automatisch, dass du Endometriose hast. (Vergiss dabei auch nie, dass die Qualität der Spermien deines Partners ebenfalls eine Rolle spielt!)

Wenn du in deiner Lebensqualität tatsächlich eingeschränkt bist, rate ich dir allerdings, ein spezialisiertes und zertifiziertes Endometriose-Zentrum aufzusuchen. Solche gibt es mittlerweile im gesamten deutschsprachigen Raum – auf den Websites der Endometriose Vereinigung Austria (EVA) und der Endometriose Vereinigung Deutschland (EVD) findest du die Kontaktdaten aller aktuell zertifizierten Zentren.

WIE WIRD ENDOMETRIOSE SCHULMEDIZINISCH BEHANDELT?

Da die Schulmedizin die Ursache für Endometriose nicht kennt, kann sie auch keine ursächliche Behandlung anbieten, und es gibt aus schulmedizinischer Sicht auch keine ursächliche Heilung. Die Therapie beschränkt sich also auf das Behandeln und Unterdrücken der Symptome, um die Lebensqualität der betroffenen Frauen zu heben.

Bei Frauen, bei denen die Schmerzen die hauptsächliche Belastung darstellen, bietet die Schulmedizin drei klassische Behandlungswege an:

- *Schmerztherapie*

Mit dem Verabreichen von Schmerzmitteln in der Form von Tabletten, Tropfen oder in seltenen Fällen auch Spritzen wird versucht, den Schmerz zu minimieren oder ganz auszuschalten. Natürlich ändert das nichts am Vorhandensein der Endometriose. Auch dass sie weiterwächst und -wuchert, wird mit Schmerzmitteln nicht verhindert.

- *Hormontherapie*

Da Endometriose eine hormonabhängige Erkrankung ist, versucht die Schulmedizin Beschwerden zu unterdrücken, indem sie durch Hormongabe den Zyklus unterdrückt. Hat man keine Regelblutung, »bluten« auch die Endometriose-Herde nicht. So wird Entzündungen und Schmerzen entgegengewirkt, und auch das Ausbreiten der Krankheit wird verlangsamt oder gar gestoppt.

Zum Unterdrücken der Regelblutung wird heute vor allem die Anti-Baby-Pille verwendet. Sie wird im sogenannten »Langzyklus« eingenommen – also durchgehend ohne Unterbrechung. So kommt es zu keiner Abbruchblutung. Im Prinzip sind fast alle Pillen für den Langzyklus geeignet. Bei Adenomyose wird auch häufig zu einer Hormonspirale geraten, da die Hormonabgabe direkt in der Gebärmutter – also in unmittelbarer Nähe der Herde – erfolgt.

Eine weitere hormonelle Therapie sind die GnRH-Analoga. Diese hemmen über die Hirnanhangdrüse die Aktivität der Eierstöcke, man wird in einen sogenannten »künstlichen Wechsel« versetzt. Da viele Frauen dadurch aber Begleiterscheinungen wie im natürlichen Wechsel (Hitzewallungen, Stimmungsschwankungen, Osteoporose) haben, und mittlerweile nachgewiesen ist, dass diese Form der Hormontherapie – außer in bestimmten Ausnahmefällen – keine besseren Ergebnisse als die Pille im Langzyklus erzielt, werden GnRH-Analoga nur mehr äußerst selten eingesetzt.

Was alle Hormon-Präparate gemeinsam haben: Sie können Endometriose höchstens unterdrücken, aber nicht heilen. Sobald die Hormone abgesetzt werden, flammt sehr wahrscheinlich auch die Endometriose wieder auf, im Normalfall mindestens genauso stark wie vor der Therapie. Und vor allem bei Kinderwunsch ist eine Hormontherapie dieser Art natürlich kontraproduktiv.

- *Operation*

Nicht nur zur gesicherten Diagnose, sondern auch zur Therapie der Endometriose wählt die Schulmedizin oftmals die Entfernung der Herde mittels Operation. Vor allem dann, wenn Schmerz- und Hormontherapie nicht den gewünschten Erfolg zeigen.

Erfahrene Endometriose-Spezialistinnen und -spezialisten gehen heute meistens den Weg einer Laparoskopie. Dabei handelt es sich um ein sogenanntes »minimalinvasives« Verfahren, bei dem über drei kleine Einschnitte in der Bauchdecke Kameras und Instrumente eingeführt werden. Nur mehr selten ist bei ausgeprägten Befunden ein Bauchschnitt notwendig.

Bei einer Endometriose-Operation werden alle vorhandenen Herde möglichst radikal entfernt. Obwohl heutzutage vermehrt darauf geachtet wird, so organschonend wie möglich zu operieren, kann es vorkommen, dass Organe wie Eierstöcke oder Darm teilweise oder die

Gebärmutter auch ganz entfernt werden. Allerdings ist das Entfernen der Herde keine Garantie dafür, dass die Endometriose nicht zurückkommt. Bei vielen Frauen entsteht innerhalb kürzester Zeit nach der Operation ein sogenanntes »Rezidiv«, also ein neuer Endometrioseherd, der wieder Beschwerden macht.

Bei Frauen, bei denen das Haupt-Symptom der unerfüllte Kinderwunsch ist, fällt die Hormontherapie als Therapie-Option weg. Denn alle hormonellen Behandlungswege sind »verhütend« und führen dazu, dass ein Schwangerwerden während der Therapie nicht möglich ist.

Bei Kinderwunsch ist die Operation eine gängige Therapie. Studien zeigen, dass nach der operativen Entfernung aller Herde die Wahrscheinlichkeit einer spontanen Schwangerschaft steigt. Besondere Vorsicht ist dabei aber natürlich bei einem Eingriff an den Eierstöcken geboten. Hier wird häufig nicht so radikal operiert, damit nicht im Zuge der OP auch die ovarielle Reserve (also alle vorhandenen Eizellen) zerstört wird.

Zusätzlich oder anstatt der Operation kennt die Schulmedizin bei unerfülltem Kinderwunsch aber noch eine Therapie-Option:

- *Kinderwunschbehandlung*

  Mittels hormoneller Stimulation (Anregen der Eizellproduktion), Insemination (Einbringen von Spermien direkt in die Gebärmutter), In-Vitro-Fertilisation (Befruchtung im Reagenzglas) oder ICSI (Befruchtung mittels Injektion einer Samenzelle in eine Eizelle, ebenfalls im Reagenzglas) wird eine mögliche Schwangerschaft künstlich unterstützt oder herbeigeführt.

WIE ENTSTEHT ENDOMETRIOSE ÜBERHAUPT?

Wie Endometriose im Körper der Frau entsteht, kann die Schulmedizin nicht wirklich beantworten. Es gibt mehrere Theorien dazu, woher Endometriose-Zellen kommen können, oder warum sich gesunde Zellen in Endometriose verwandeln. Die gängigsten Theorien sind:

- *Transplantation*

  Die Theorie geht von der sogenannten rückläufigen (retrograden) Menstruation aus. Dabei sollen Menstruationsblut und Gebärmutterschleimhaut rückwärts durch die Eileiter ins kleine Becken geschwemmt werden.

Zellfragmente sollen sich dort im Bauchfell einnisten und zu Endometriose werden.

Diese Theorie erklärt aber nicht die Ansiedlung von Endometriose-Zellen außerhalb des Beckens oder das sehr seltene aber doch vorhandene Phänomen der Endometriose beim Mann.

- *Metaplasie*

  Die »Umwandlungs«-Theorie geht davon aus, dass sich jede Zelle durch die Information in den Chromosomen zu einer anderen Art von Zelle entwickeln kann. Bei Endometriose sollen gesunde Zellen durch chronische Reizung (Infektionen, hormonelle Ungleichgewichte) in Gebärmutterschleimhaut-Zellen umgewandelt werden und durch Störungen des Immunsystems nicht am Ansiedeln gehindert werden. Dies soll auch schon im frühen Entwicklungs-Stadium in weiblichen Embryonen möglich sein, denn in solchen wurden auch bereits Endometriose-Zellen nachgewiesen.

Neuere Forschungen gehen davon aus, dass mehrere Faktoren an der Entstehung von Endometriose beteiligt sind. So sollen genetische Faktoren eine Rolle spielen, denn es gibt eine zwar nur leicht erhöhte, aber doch signifikant vorhandene Wahrscheinlichkeit, an Endometriose zu erkranken, wenn es andere Betroffene in der Familie gibt. Immunologische und hormonelle Faktoren sollen eine Rolle spielen, genauso wie Umweltgifte.

Was allerdings aus schulmedizinischer Sicht nach wie vor ungeklärt ist, ist, wodurch Endometriose wirklich entsteht und warum.

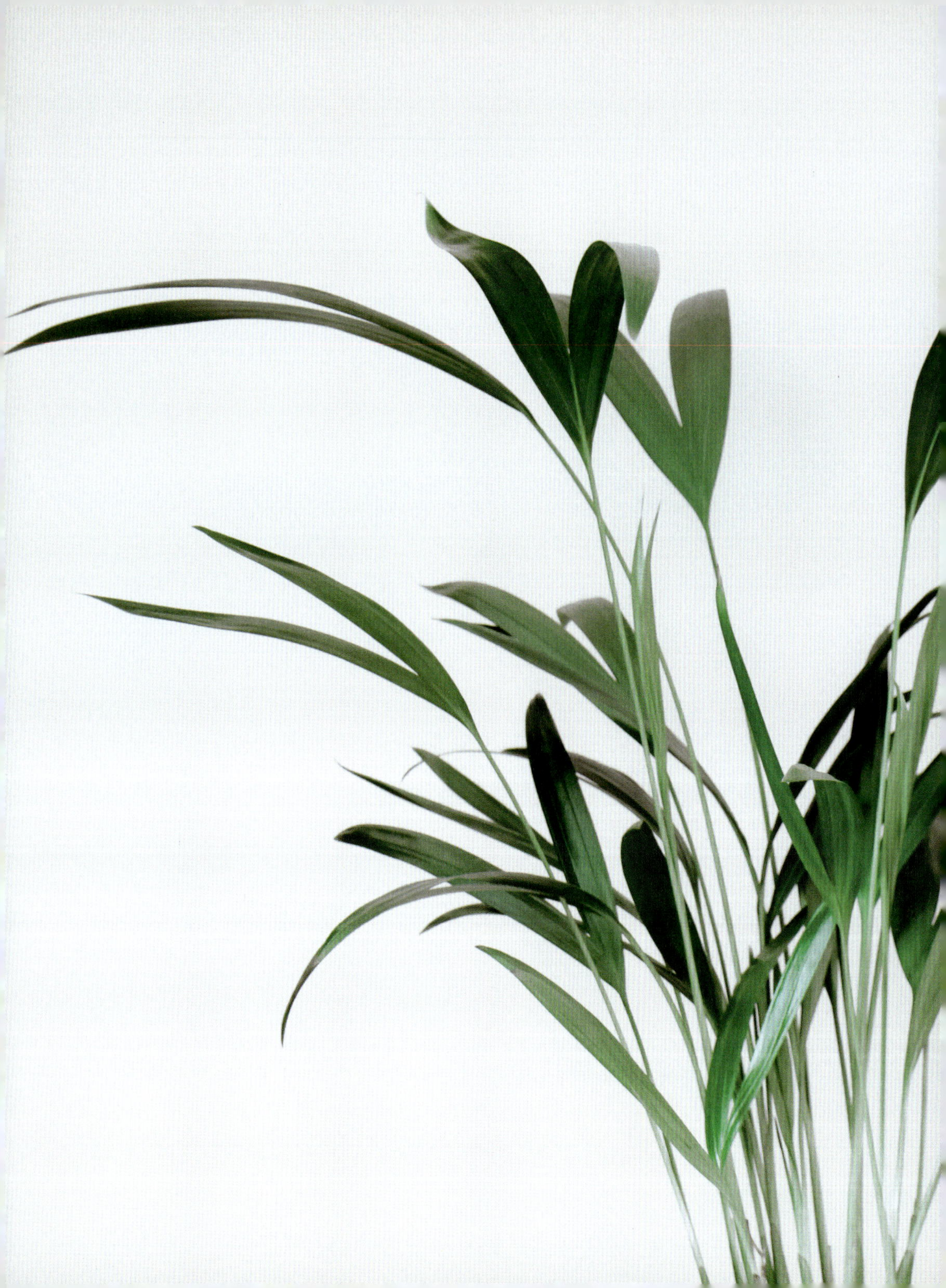

Teil 2

EIN GANZHEITLICHER BLICK

Die Schulmedizin ist großartig, wenn es um das Diagnostizieren von Krankheiten geht. Auch in Notfällen ist sie ein unschätzbar wertvoller Ersthelfer und ein Segen bei akut lebensbedrohlichen Gesundheitsproblemen. Aber trotz aller Wissenschaft und Forschung gibt es nach wie vor unzählige Krankheiten, die als unheilbar gelten und deren Ursachen völlig im Dunklen liegen. Es gibt dafür sogar einen Fachausdruck: »idiopathisch« oder umgangssprachlich »Wir haben leider keine Ahnung«.

Der Grund dafür ist nicht, dass die Forscherinnen und Forscher dieser Welt nichts draufhaben. Sie suchen nur meistens am falschen Platz! Das größte Manko, das die Schulmedizin hat, ist, dass sie sich rein auf die Materie, also den Körper, beschränkt und auch nur dort nach den Krankheits-Ursachen sucht.

Aber der Mensch ist nicht nur Materie, nicht nur unser Körper macht aus, wer wir sind. Wir haben auch einen Geist, Emotionen, ein Energiesystem und wir haben etwas, das die einen vielleicht Seele nennen – ich möchte Bewusstsein dazu sagen. All das zusammen macht erst aus, wer wir sind.

Und in der Entstehung von Krankheit kann man nicht nur einen dieser Teile anschauen und glauben, dort alle Ursachen zu finden.

Sogar die Schulmedizin gesteht sich mittlerweile ein, dass auch der Geist zur Entstehung von Krankheiten beitragen kann. »Psychosomatik« nennt sie dieses relativ neue Forschungsgebiet. Aber auch dieser Zugang reicht lange noch nicht aus, um zu verstehen, wie Symptome und Krankheiten wirklich entstehen.

MEHR ALS NUR DER KÖRPER

Wie es uns geht, ob wir uns wohlfühlen oder nicht, ob wir krank oder gesund sind, hängt nicht nur von Körper und Geist ab, sondern auch von unserem Energiesystem und unserem Bewusstsein. Asiatische Wissens- und Gesundheitstraditionen wie etwa die Chinesische oder Tibetische Medizin oder Ayurveda haben darauf nie vergessen. Praktiken wie Yoga, Qi-Gong oder Tai-Chi, aber auch Behandlungsmethoden wie zum Beispiel Akupunktur, Meridian-Massagen, Shiatsu oder ayurvedische Körperbehandlungen zielen auf die Harmonisierung des Energiesystems ab.

Auch bei uns im Westen war dieses Wissen früher vorhanden. Obwohl es vor allem durch die Aufklärung und die dadurch erfolgte Konzentration auf die Materie in der Medizin in Vergessenheit geraten ist, zeugen auch heute noch alte Redewendungen davon, dass auch in unseren Breiten früher Wissen ums Energiesystem vorhanden war. Wir sagen »Mir geht die Galle über!«. Tatsächlich tut sie das nicht, sondern wir meinen damit, dass wir uns ärgern. Wir sagen »Der hat's im kleinen Finger!«. Niemand hat Superkräfte im kleinen Finger, wir wollen damit einfach sagen, dass eine schwierige Aufgabe für jemanden ganz mühelos ist. Wir fragen »Ist dir eine Laus über die Leber gelaufen?«. Tatsächlich laufen keine Insekten über Organe, sondern wir wollen wissen, ob jemand gekränkt oder gereizt ist.

Warum sagen wir das? Weil Emotionen, Verhaltensweisen und Einstellungen unser Energiesystem beeinflussen und umgekehrt. Wut und Ärger machen etwas mit der Gallen-Energie. Kränkung und sich als Opfer zu fühlen beeinflusst den Fluss der Leber-Energie. Und wenn die Herz-Energie (deren Bahn durch den kleinen Finger verläuft) gut fließt, wir also mit ganzem Herzen bei einer Sache sind, die uns Spaß macht, dann gelingt uns alles ganz mühelos und ohne Anstrengung. Und dieses alte Wissen um die Zusammenhänge finden wir heute noch in unserer Sprache und verwenden es total unbewusst.

Körper, Geist, Energiesystem und Bewusstsein spielen alle ständig eine Rolle im menschlichen Dasein und beeinflussen einander gegenseitig.

Das haben wir alle schon einmal erlebt. Ist man körperlich gesund, ärgert oder überfordert sich aber ständig, wird man davon irgendwann Auswirkungen im Körper spüren. Leidet man hingegen an ständigen Schmerzen und verliebt sich frisch oder lacht einmal eine halbe Stunde lang aus tiefstem Herzen, werden die Schmerzen – zumindest vorübergehend – weniger und erträglicher.

Manche Menschen werden vermeintlich aus heiterem Himmel todkrank und es gibt keine vernünftige Erklärung dafür. Und manch todgeweihter Patient wurde plötzlich für die Medizin unerklärbar wieder völlig gesund.

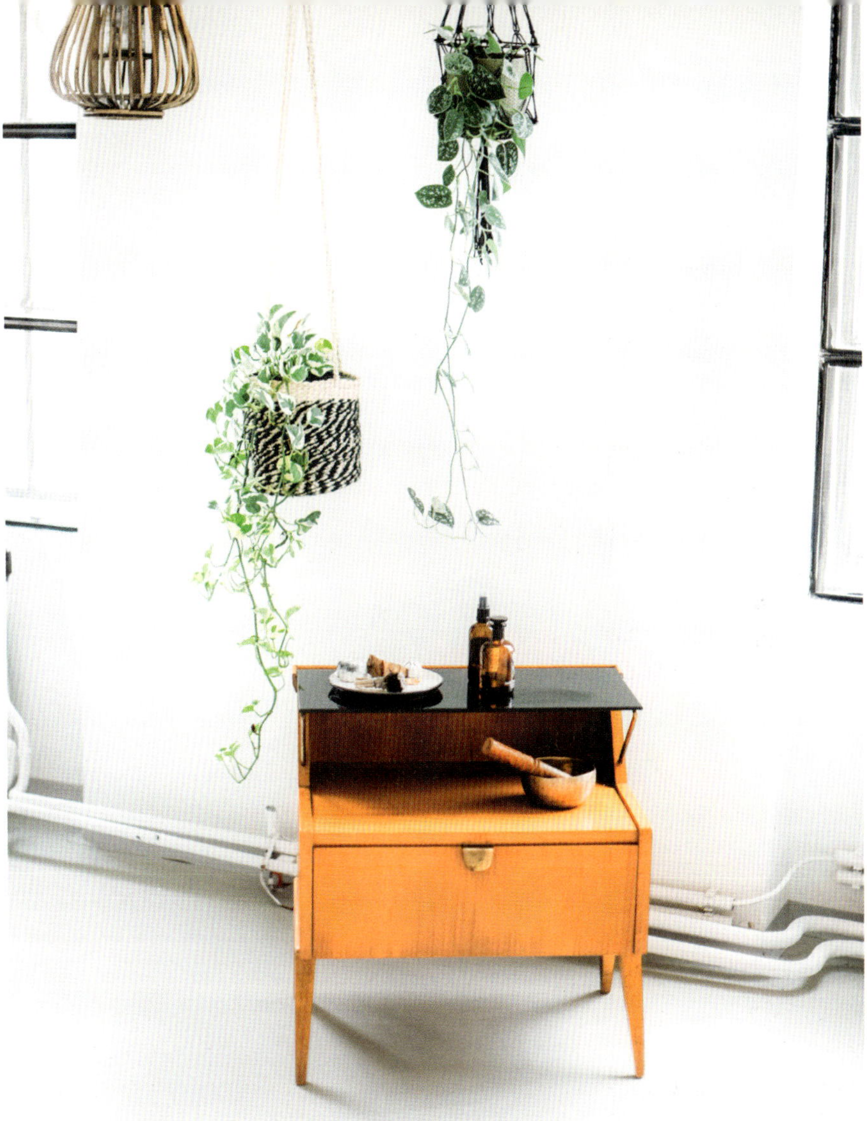

Zufall? Schicksal? Wunder? Ganzheitlich betrachtet mit Sicherheit nicht. Berücksichtigt man nämlich die Ganzheit – also Körper, Geist, Energiesystem und Bewusstsein – entsteht ein völlig anderer Blick auf die Entstehung von Gesundheit und Krankheit.

DIE ENTSTEHUNG VON KRANKHEIT

Egal wo, wann und unter welchen Umständen wir leben, wir sind ständig irgendwelchen Belastungen ausgesetzt. Wir erschrecken, machen uns Sorgen, wir ärgern uns oder haben vor etwas Angst. Es gibt immer wieder Phasen im Leben, in denen wir trauern oder völlig überfordert sind. Wir werden gekränkt, haben traumatische Erlebnisse oder können unser Leben nicht so gestalten, wie wir das gern möchten.

All das sind Belastungen, die auf uns einwirken und die sich auf uns auswirken. Genauer gesagt haben diese Belastungen eine direkte Auswirkung auf unser Energiesystem – der Fluss der Energie gerät ins Stocken und blockiert. Manchmal kann man das sogar spüren. Jeder kennt das Gefühl, dass einem Sorgen wie Steine im Magen liegen. Da ist ein Druck, ein Schmerz, man kann sogar beschreiben, wo genau und wie groß dieser scheinbare Fremdkörper ist, nur – da ist gar nichts.

Man geht zum Arzt oder zur Ärztin, wird abgetastet, macht ein Röntgen oder vielleicht gar eine Magenspiegelung. Nichts. Man wird nach Hause geschickt, denn vermeintlich ist man gesund. Trotzdem spürt man da etwas, trotzdem ist da etwas. Man bildet sich das auch nicht ein – das, was man da wahrnimmt, ist die blockierte, festgewordene, verknotete Energie.

Man kann sich eine Blockade im Energiesystem so ähnlich vorstellen wie einen Knick im Gartenschlauch. Abgesehen davon, dass am Ende des Schlauches kein Wasser herauskommt, passiert erst einmal nichts. Greift man aber den Schlauch vor dem Knick an, dann spürt man dort das gestaute Wasser und den immer größer werdenden Druck, der durch das nachfließende Wasser entsteht. Es prasselt und der Schlauch bewegt sich sogar ganz leicht, weil das Wasser, das aus der Leitung kommt, irgendwohin möchte – irgendwohin muss, denn es wurde nicht abgedreht, es fließt. Es passiert nicht gleich etwas Merkliches, aber durch den Knick im Schlauch wird der Druck des Wassers immer größer. Und irgendwann entsteht eine Beule im Schlauch oder sogar ein Loch, denn das Wasser muss schließlich abfließen.

Genauso ist es mit unserem Energiesystem. Durch die permanenten Sorgen entsteht ein Knick in der Energiebahn. Da ist zwar kein Stein im Magen, aber großer Druck. Genau wie das Wasser im Schlauch schiebt die Energie in ihrer Bahn. Denn auch die Energie fließt unaufhaltsam so lange wir leben und muss irgendwohin. Es passiert nicht gleich etwas Physisches, aber mit der Zeit bildet auch der Körper »eine Beule« – die Energie sucht sich einen Ausweg, ein Symptom entsteht. Bei den oben erwähnten Sorgen wird aus dem gefühlten Stein im Magen irgendwann Sodbrennen, eine Gastritis, ein Magengeschwür oder Ähnliches.

Blockaden im Energiesystem führen aber nicht nur zu körperlichen Symptomen. Sie haben auch Auswirkungen auf den Geist – psychische Symptome wie Depressionen, Süchte oder Burn-Out entstehen auf genau diese Weise.

Das Beeindruckende und zugleich aber auch Logischste der Welt ist, dass Symptome nie zufällig irgendwo entstehen. Sie sind immer eine exakte Abbildung der Belastung, die ihnen zugrunde liegt.

Also jemand, den permanent Sorgen um seine Liebsten plagen, und der sich immer nur um andere kümmert, bekommt dadurch vielleicht irgendwann Probleme mit dem Magen oder der Haut, durch diese Belastung aber weder eine Blasenentzündung noch einen Herzinfarkt.

Symptome sind also immer ein ganz konkreter, ganz exakter Hinweis darauf, wo etwas im eigenen Leben, in unserer Lebensweise, unserem Handeln oder Denken nicht stimmt. Ein Hinweis darauf, wo wir eingreifen und etwas verändern sollten. Und von den Symptomen, die einen plagen, kann man auch immer ganz exakt auf die zugrundeliegenden Belastungen rückschließen. Wenn man hinschaut und sich die Zusammenhänge bewusstmacht.

Aber was tun wir? Wegschauen, ablenken, unterdrücken, rausschneiden und ignorieren. Dabei ist ein Symptom ein rot blinkendes Warnlämpchen. Passiert das in unserem Auto, leuchtet dort ein Lämpchen am Armaturenbrett rot auf, bleiben wir stehen, oder fahren zumindest nicht weiter als bis zur nächsten Werkstatt. Wir lassen das Auto untersuchen, spüren die Ursache auf, beheben sie, reparieren das Auto und fahren erst dann weiter, wenn alles wieder in Ordnung ist. Aber leuchtet bei uns selbst ein rotes Warnlämpchen auf, tun wir das nicht. Meistens ignorieren wir es sehr lange. Dann nehmen wir Tabletten, damit wir es nicht die ganze Zeit leuchten sehen. Dann lassen wir uns behandeln – vielleicht sogar operieren, und dem Warnlämpchen wird die Sicherung herausgeschraubt. Manchmal wird das Lämpchen sogar entfernt, damit es nicht mehr leuchtet. Und wir fahren und fahren, aber das Problem – das eigentliche, ursprüngliche, zugrundeliegende Problem – besteht immer noch. Und die Krankheit kommt immer wieder zurück, oder die Belastung äußert sich irgendwann in einem noch schlimmeren Symptom.

Dieses Buch soll eine Ermutigung für dich sein, für deinen Körper das zu tun, was du ganz selbstverständlich für dein Auto machst: eine Ermutigung, in die Werkstatt zu fahren, nach den Ursachen zu suchen, und an diesen krankmachenden Ursachen, an den ursprünglichen Belastungen, die auf dich wirken, etwas zu verändern.

DIE ENTSTEHUNG VON GESUNDHEIT

In einem meiner Kurse hat eine Teilnehmerin mich einmal gefragt, warum wir denn nicht ständig krank wären. Wenn Belastungen wie Ärger, Angst, Sorgen oder Überforderung die Ursache von Symptomen seien, müssten wir doch andauernd krank sein, denn irgendetwas belastet einen doch immer. Ich fand das eine sehr gute Frage, denn schließlich hat sie recht. Phasen, in denen alles in bester Ordnung ist, man rundum glücklich und hundertprozentig zufrieden ist, die gibt es nur recht selten im Leben.

Doch Knicke im Energiesystem, die entstehen, weil wir uns zum Beispiel über etwas ärgern, lösen sich von allein wieder, sobald wir den Ärger überwunden haben. Die meisten Blockaden, die den Fluss der Energie in uns behindern oder stören, lösen sich von allein wieder auf, sobald die Ursache verschwindet.

Doch wir haben Gewohnheiten. Wir machen uns ständig Sorgen, kommen vielleicht aus einer Trauerphase nicht mehr heraus. Wir ärgern uns täglich und fressen diesen Ärger auch noch in uns hinein. Wir sind jahrelang im Job vollkommen überfordert oder beugen uns schon unser Leben lang dem Druck der Gesellschaft oder den Wünschen unserer Eltern. Auch traumatische Erlebnisse bringen unseren Energiefluss so zum Stocken, dass sich von alleine gar nichts mehr löst. Wenn Belastungen also lang genug dauern und schwer genug sind, dann werden wir krank.

Und wie werden wir dann wieder gesund?

Wenn bei der Entstehung von Krankheit unsere Ganzheit eine Rolle spielt, dann muss sie das natürlich ebenso bei der Wiederherstellung von Gesundheit tun.

Nur wenn wir ganzheitlich betrachtet heil sind, sind wir wirklich gesund.

Was muss man also tun? Genau! Man muss die Energie wieder ins Fließen bringen. Es gibt viele Methoden, sich um die Harmonisierung des Energiesystems und damit um die Aktivierung unserer Selbstheilungskraft zu kümmern. Die eingangs erwähnten asiatischen Methoden – Yoga, Tai-Chi, Qi-Gong, Akupunktur, etc. – können immens zur ganzheitlichen Gesundheit beitragen. Eine der effektivsten Methoden zum Anregen der Selbstheilungskraft, die ich in meinem Leben kennengelernt habe, ist jedoch das Impuls-Strömen. Darüber werde ich in Teil 5 des Buches (›In der Praxis‹) noch mehr berichten.

All diese Methoden können dazu beitragen, dass Knicke im Energiesystem sich wieder öffnen und Energie wieder ins Fließen kommt. Und wenn die Energie wieder fließt, das System wieder harmonisch ist, erledigt sich alles Übrige von selbst.

Ja, wirklich. Wir sind als selbsterhaltende Systeme auf die Welt gekommen. Jeder, der sich schon einmal in den Finger geschnitten hat, weiß, der Schnitt verheilt in der Regel von allein. Sogar Knochenbrüche heilen, ohne dass man aktiv etwas machen muss. In jeder Zelle unseres Körpers ist alle Information darüber vorhanden, wie ein gesunder Zustand wiederhergestellt wird. Man nennt diese Information auch Selbstheilungskraft. Aber wenn unser Energiesystem nicht harmonisch ist, die Energie nicht frei fließen kann, dann ist diese Information nicht frei verfügbar.

Alles, was wir also machen müssen, ist das Energiesystem zu harmonisieren, damit die Information wieder frei wird und die Selbstheilungskraft wieder aktiviert wird. Die oben erwähnten Methoden, aber auch noch andere komplementäre Methoden, eignen sich hervorragend dazu, die Energie wieder ins Fließen zu bringen. Im Praxisteil dieses Buches werde ich auch einige Übungen zeigen, die dabei helfen, das Energiesystem speziell bei Endometriose zu aktivieren.

Wenn man diese Übungen konsequent macht oder regelmäßig Therapien in Anspruch nimmt, wenn man also kontinuierlich daran arbeitet, Knicke zu öffnen, wird das wesentlich dazu beitragen, dass der Körper von selbst besser regeneriert. Man wird weniger Beschwerden haben, man wird sich wohler fühlen. Aber die Knicke im System bleiben auch mit guten Methoden nicht immer langfristig offen.

Wirklich gesund, ganzheitlich heil, werden wir, wenn wir etwas an den krankmachenden Ursachen verändern. Wenn wir unser Verhalten, unsere Gewohnheiten, unsere Einstellungen verändern, so dass die Knicke im Energiesystem erst gar nicht immer wieder entstehen.

Was bedeutet das? Es heißt, dass wir bereit sein müssen, genau hinzuschauen. Um wirklich gesund zu werden, muss man nämlich herausfinden, welche Belastung einen tatsächlich krank gemacht hat. Und das ist oft gar nicht so leicht. Denn das, was man sieht, wenn man wirklich einmal genau hinschaut, ist manchmal schwer zu verdauen.

Und man muss bereit sein, etwas zu verändern. Das ist oft der noch viel schwierigere Part. Denn auch wenn es uns nicht gut geht, leben wir am liebsten in unserer Komfort-Zone. Die kennen wir, in der wissen wir, was uns erwartet. In der bleiben wir, auch wenn es dort nicht so schön ist. Denn wer weiß was passiert, wenn wir etwas verändern?

Aus dem Bekannten herauszutreten und sich auf eine Veränderung einzulassen, braucht oft Mut und Durchhaltevermögen. Aber lass mich dir eines sagen:

Ohne, dass du etwas veränderst, wird sich nichts verändern!

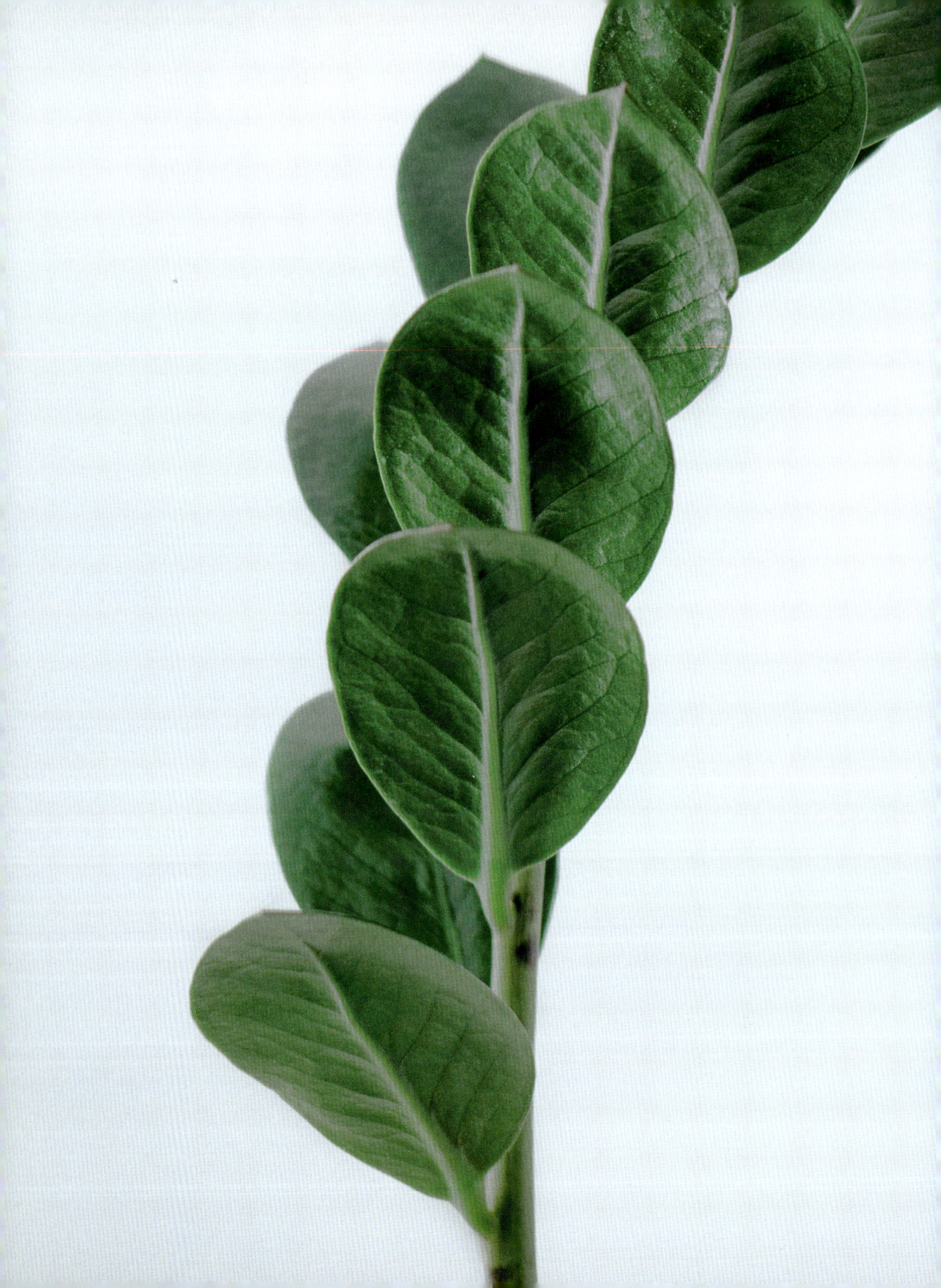

Teil 3

DIE ENTSTEHUNG VON ENDOMETRIOSE

Wie eingangs schon erwähnt, kennt die Schulmedizin die Ursache für Endometriose nicht. Die Krankheit gilt als unheilbar und chronisch. Und tatsächlich kommt bei sehr vielen Frauen auch nach guter Behandlung die Krankheit innerhalb von kürzester Zeit wieder zurück. Bei anderen Frauen aber nie. Auch dieses Phänomen kann sich die Schulmedizin nicht erklären.

Betrachtet man aber die Entstehung von Krankheit und Gesundheit ganzheitlich – wie im vorherigen Kapitel beschrieben – dann gibt es dafür natürlich schon eine Erklärung. Manch eine Frau lebt nach einer Endometriose-Behandlung genau so weiter wie vorher – die Symptome kommen zurück. Eine andere Frau wiederum verändert etwas an ihrem Leben. Auch wenn man nichts über das Energiesystem weiß, von ganzheitlicher Gesundheit noch nie etwas gehört hat, kann eine Erkrankung einen Wendepunkt darstellen. Man fragt sich, was überhaupt wichtig ist im Leben und verändert Dinge, Einstellungen oder Sichtweisen, um das eigene Leben schöner und lebenswerter zu machen. Und wenn man das tut, kann es schon sein, dass als unbewusste Nebenwirkung sich die Ursachen für die eigene Endometriose auflösen – und keine Symptome mehr zurückkommen.

Was kann man aber jetzt bewusst tun? Wie entsteht Endometriose ganzheitlich betrachtet? Was sind die Auslöser? Nun, wie bei jeder Erkrankung ist auch die Entstehung von Endometriose höchst individuell. So wie sich Endometrioseherde individuell von Frau zu Frau an unterschiedlichsten Stellen im Körper ansiedeln können, genauso unterschiedlich können die auslösenden Ursachen sein.

Allerdings kann man schon von der Art des Gewebes, aus dem Endometriose besteht, von der Lokalisation der Herde und den Beschwerden und Folgen der Erkrankung auf Ursachen rückschließen, die alle Betroffenen in irgendeiner Form und Ausprägung gemeinsam haben.

Das Wissen um die konkreten Zusammenhänge zwischen Ursachen und Symptomen existiert in vielen ganzheitlichen Gesundheits-Systemen.

Die Informationen, die mir selbst allerdings beim Verstehen meiner Erkrankung wirklich geholfen haben und die ich in diesem Buch weitergeben möchte, kommen aus dem Impuls-Strömen. (Mehr zu dieser Methode weiter hinten im Praxisteil.)

Jetzt aber ganz konkret zu den möglichen Zusammenhängen! Vielleicht erkennst du dich ja in der ein oder anderen Beschreibung wieder. Vielleicht hilft dir das Bewusstmachen der beschriebenen Themen im eigenen Leben dabei, neue Sichtweisen und Perspektiven zu entwickeln. Und vielleicht sind dir meine Erfahrungen mit den krankmachenden Auslösern bei Endometriose Ansporn und Unterstützung dabei, dich mit diesen Themen zu beschäftigen und Lösungen für dich zu finden.

VERBINDUNGEN/ BEZIEHUNGEN/ TRÄUME

Die Art des Gewebes, aus dem ein Symptom besteht oder in dem sich ein Symptom zeigt, gibt Aufschluss über das damit verbundene Thema. Endometriose besteht – wie in Teil 1 des Buches beschrieben – aus Zellen, die der Gebärmutterschleimhaut sehr ähnlich sind. Es handelt sich also um Schleimhaut-Gewebe.

Symptome in den Schleimhäuten, im Bindegewebe bzw. generell in der tiefen Haut sind immer ein Hinweis auf den Themenbereich von Verbindungen und Beziehungen im Leben. Dabei kann es um jegliche Art von Verbindung gehen, nicht nur um die Beziehung zu einem Partner, sondern auch zu Eltern, Großeltern, Geschwistern, Freunden, das Arbeitsumfeld und so weiter.

Schon öfter habe ich auch von Schulmedizinern gehört, dass auffallend viele Frauen, die wegen Endometriose zu ihnen in die Praxis kommen, besonders enge, unterstützende Beziehungen haben. Und tatsächlich ist es oft so, dass eine ausgeprägte Qualität, Verbindungen und Beziehungen eingehen und leben zu können, die Grundlage dafür ist, bei entsprechenden Belastungen auch Symptome in dem Bereich auszubilden.

Was ich konkret damit meine: Bist du eine Frau, der Beziehung wichtig ist? Die gern in echter, tiefer Verbindung zu anderen Menschen steht? Jemandem, der besondere Beziehungs-Qualitäten hat, dem sind oft oberflächliche oder nicht erfüllende Verbindungen zu wenig. Wenn ich mich selbst anschaue, dann kann ich sagen, dass ich dann wirklich glücklich bin, wenn ich mich in einer Paar-Beziehung genauso geliebt und wertgeschätzt fühle, wie ich selbst liebe und schätze. Dass mir ein paar wenige Bezugsmenschen, mit denen ich all meine Gedanken und Sorgen teilen kann, wichtiger sind, als ein großer, oberflächlicher Freundeskreis. Glücklich bin ich dann, wenn ich mit den Menschen, die mir am nächsten sind, so sein kann, wie ich wirklich bin, ohne mich zu verstellen, ohne irgendwie sein oder etwas darstellen zu müssen. Und wenn ich mich so, wie ich bin, geliebt und anerkannt fühle.

Was aber, wenn eine wichtige Beziehung im Leben belastet ist? Nicht so ist, wie man sich eine schöne Beziehung vorstellt? Das kann viele Ausprägungen haben. Eine Mutter, der man es nie rechtmachen konnte, auch wenn man sich noch so bemühte. Bruder oder Schwester, unter deren Sticheleien und Eifersüchteleien man schon ein Leben lang leidet. Ein Partner, der fremdgeht oder mit dem man einfach unglücklich ist. Eine Freundin, die von heute auf morgen kein Wort mehr mit einem redet. Eine Patchwork-Familie, in der es unerfüllte Erwartungen, nicht ausgesprochene Befürchtungen und unbesprochene Konflikte gibt. Der Verlust eines wichtigen Menschen, mit dem man nicht fertig wird. Oder gar familiärer Missbrauch – um hier auch eine extreme Belastung von Beziehung zu nennen.

Sobald man eine Beziehung nicht so leben kann, wie man das gerne möchte, entsteht Trauer. Das hat jeder schon einmal erlebt, der sich getrennt oder jemanden verloren hat. Die Erkrankung Endometriose entsteht nicht von heute auf morgen, weil man ein bisschen traurig ist. Aber ist man ein echter Beziehungs-Mensch und lebt eine belastete Beziehung, dann ist diese Trauer – oder einfach Traurigkeit – der Nährboden für Symptome in Schleimhäuten, im Bindegewebe, in der tiefen Haut. Aus Trauer können noch andere Symptome entstehen, aber im Umkehrschluss kann man sagen:

Endometriose ist nahezu immer aus Traurigkeit gemacht.

Meine eigenen ersten Endometriose-Beschwerden habe ich gespürt, als ich mit Mitte zwanzig in einem ganz üblen Beziehungs-Dreieck feststeckte. Ich war in einer jahrelangen, sehr liebevollen Beziehung, in der ich aber aus einer Art Routine und Langeweile heraus immer unglücklicher wurde. Parallel dazu habe ich mich auf eine Affäre eingelassen mit einem Mann, den ich sehr aufregend fand, den ich gern für mich gehabt hätte, der in mir aber viele Jahre nicht mehr gesehen hat als eben das: eine Affäre. Ich war voll von schlechtem Gewissen meinem langjährigen Freund gegenüber, aber lange nicht dazu in der Lage, mich aus der einen oder anderen Beziehung zu befreien. Wenn ich zurückdenke, waren es diese aufreibenden Monate, in denen ich das erste Mal während meiner Menstruation aus Schmerzen das Bett nicht verlassen konnte.

Und über die wichtigste Beziehung im Leben haben wir noch gar nicht gesprochen! Wie steht es um deine Beziehung zu dir selbst? Um deine Sehnsüchte, deine großen Wünsche, deine Lebensträume? Bist du dir selbst so wichtig, dass du dir erlaubst, diese zu leben? Oder siehst du bisher keine Möglichkeit dazu? Hast du vielleicht sogar für eine Beziehung darauf verzichtet, dir selbst deine Träume zu erfüllen?

Auch hier gibt es die unterschiedlichsten Ausprägungen von Wünschen und Träumen. Vielleicht tanzt du für dein Leben gern, tust es aber nicht, weil du keinen Tanzpartner hast oder dein Mann nichts davon hält. Vielleicht sehnst du dich danach zu reisen, hast aber nicht das nötige Geld oder niemanden, der dich begleitet. Vielleicht träumst du von einem Leben am Land, aber dein Job hält dich in der Stadt gefangen. Vielleicht hättest du gern etwas gelernt oder studiert, von dem deine Eltern nichts gehalten haben. Und jetzt steckst du in einem Beruf fest, der dich so gar nicht erfüllt.

Auch wenn wir unsere Träume und Sehnsüchte nicht leben, entsteht Trauer. Spür einmal nach! Gibt es etwas in deinem Leben, das du dir wirklich sehr wünschst? Wie fühlt sich die Erkenntnis an, dass du es nicht hast / lebst und vielleicht nie haben / leben wirst? Traurig? Ich glaube schon. Die Trauer um eine nicht gelebte Sehnsucht, einen nicht erfüllten Traum kann sich in den gleichen Symptomen äußern wie Traurigkeit, die aus einer belasteten Beziehung kommt. Und Endometriose kann entstehen.

Aber nicht nur das betroffene Gewebe, sondern auch die Lokalisation des Symptoms sagen etwas über den betroffenen Themenbereich aus. Trauer äußert sich außer in Schleimhaut, Bindegewebe oder der tiefen Haut auch in der Lunge und im Dickdarm. Nun gibt es wenige Fälle von Endometriose in der Lunge (aber es gibt sie!), doch der Dickdarm ist recht häufig betroffen.

Wuchern Endometriose-Herde in den Dickdarm ein, so ist es ein doppelter Hinweis darauf, sich seine Beziehungen und wie man diese lebt einmal genauer anzuschauen. Hältst du an irgendetwas fest, das dir eigentlich gar nicht guttut? Lass los und schau, was passiert!

Ich denke, bei mir selbst war es beides. Sowohl dieses unglückliche Beziehungs-Dreieck als auch die Sehnsucht nach einer Arbeit, einer Aufgabe, in der ich nicht nur gut bin, sondern die mich wirklich erfüllt. Ich war immer

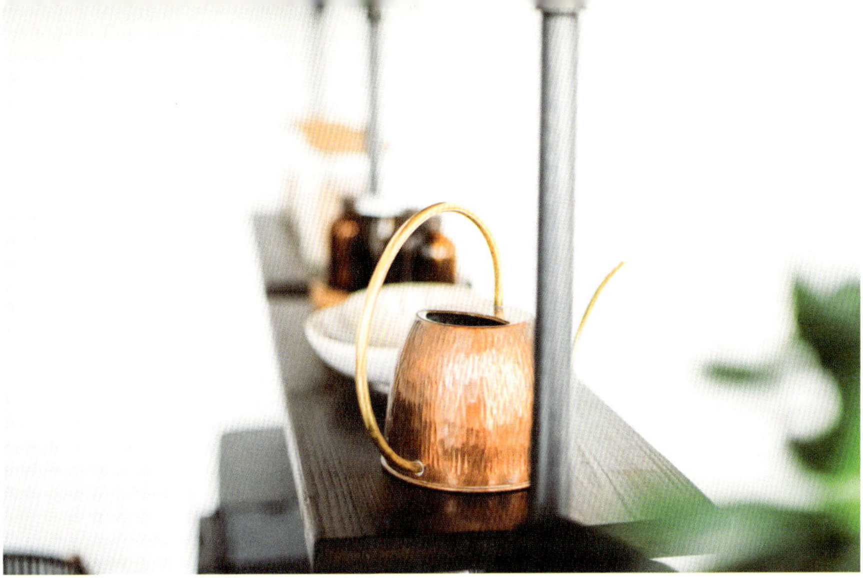

eine gute Schülerin, wusste aber nie so recht, in welche Richtung ich mich entwickeln wollte oder sollte. Mehr durch Zufall bin ich in die Werbebranche hineingestolpert und viele Jahre dabei geblieben. Weil es anfangs spannend war, aber auch weil ich richtig gut in meinem Job war. Doch mit den Jahren habe ich immer mehr den Sinn in meinem Tun vermisst. Sowohl der Zweck meiner Arbeit als auch die meisten Menschen, denen ich begegnet bin – mein Job und alles was dazugehörte war mir viel zu oberflächlich. Aber genauso wie an der Affäre, die mir nicht guttat, an der ich aber für neun Jahre lang festhielt, blieb ich auch sehr lange in dem Job, der mich nicht glücklich machte. Ich hatte einfach lange Zeit keine Ahnung, was ich wirklich machen wollte. Ich habe immer von einer »Berufung« geträumt und wollte nie bloß einen Beruf.

WERTE

Nachdem wir uns jetzt mit der Bedeutung des Gewebes Schleimhaut und den Zusammenhängen zu den ursächlichen Belastungen auseinandergesetzt haben, lass uns doch noch genauer hinschauen. Endometriose ist nicht irgendein Schleimhaut-Gewebe, es handelt sich um Zellen, die so ähnlich aussehen und sich so verhalten wie Gebärmutter-Schleimhaut. Sie imitieren also die Funktion eines Fortpflanzungs-Organs.

Und immer dann, wenn wir Symptome entwickeln, die irgendetwas mit Fortpflanzung zu tun haben, geht es um wirklich Wesentliches. Nämlich um unsere höchsten Werte, die unser individuelles Sein bestimmen und unser Leben lenken. Was das ist? Das ist von Mensch zu Mensch, von Frau zu Frau verschieden. Dabei, was einem wirklich wertvoll und wichtig ist, gibt es auch kein Gut oder Schlecht, kein Richtig oder Falsch. Jede und jeder hat andere höchste Werte im Leben, und das ist vollkommen in Ordnung so.

Was sind deine höchsten Werte, nach denen du lebst?

Was ist für dich wirklich wesentlich? Vielleicht ist es Loyalität. Oder womöglich ist es Freiheit. Familie kann das höchste Gut sein. Oder Ungebundenheit. Für manche steht Sicherheit ganz weit oben. Andere fühlen sich nur im Abenteuer so richtig lebendig. Verantwortungsbewusstsein kann ein hoher Wert sein, aber auch Leichtigkeit, Unangepasstheit oder der Nachwelt etwas hinterlassen zu wollen.

Wenn wir unsere höchsten Werte leben können, dann sind wir gut im Fluss.

Wir fühlen uns stark, selbstbewusst und lassen uns nur schwer von äußeren Einflussfaktoren irritieren. Denn schließlich wissen wir, wer wir sind, was uns wichtig ist, und leben genau so, wie wir das für richtig halten.

Aber was, wenn wir nicht mit unseren Werten im Einklang leben? Wenn wir unser Leben nicht danach ausrichten, was wir selbst richtig und wichtig finden? Wenn unser Wertesystem belastet ist und wir nicht im Fluss sind, dann beginnt alles zu stocken. Ohnmacht und Angst entstehen.

Gerade wir Frauen tun uns oft schwer damit, unsere höchsten Werte voll auszuleben. Schon als Mädchen haben wir gelernt, brav zu sein, bescheiden, uns anzupassen. Frausein wurde von der Gesellschaft lang eindimensional interpretiert, und viele von uns haben sich vielleicht noch gar nie wirklich gefragt, was für sie überhaupt wesentlich ist.

Wir leben also nicht das, was uns eigentlich ausmacht, was eigentlich wesentlich für uns wäre. Aus Angst, nicht mehr zu gefallen, nicht zu genügen, nicht geliebt zu werden oder nicht mehr dazuzupassen, hören wir nicht auf uns selbst. Statt nach unseren eigenen Werten zu leben, tun wir aus Angst das, was die Gesellschaft, unsere Eltern oder die Nachbarn von uns erwarten.

Aus Angst und aus Ohnmacht beugen wir uns vermeintlichen gesellschaftlichen Regeln, denn »Das gehört sich nicht!«, »Das schickt sich nicht für eine Frau!«, »Das wäre ja noch schöner!«, »Wo kämen wir denn da hin?«.

Und diese Angst, aus der heraus wir unser Leben ganz anders gestalten, als unser Selbstverständnis es uns vorgeben würde, die führt dann auch dazu, dass wir uns irgendwann fragen, was wir denn überhaupt wert sind. Wenn wir dauernd Schwierigkeiten damit haben, den Vorstellungen von anderen zu entsprechen, beginnen wir nicht, an diesen Vorstellungen oder vermeintlichen Vorgaben zu zweifeln, sondern an uns selbst. Unser Selbstwert sinkt. Denn schließlich schaffen wir es ja nicht, irgendwelchen Idealbildern gerecht zu werden.

Wenn du vorhin Schwierigkeiten hattest, die Frage nach deinen höchsten Werten zu beantworten, dann frag dich doch, was deine größte Angst ist. Oder spür nach, ob du irgendetwas Wichtiges in deinem Leben aus Angst hintangestellt hast. Ob du an dir zweifelst, weil du irgendwelchen Vorstellungen nicht oder nur mit allergrößter Mühe gerecht werden kannst. Ich wette, du wirst fündig!

Endometriose hat also schon allein wegen der Art des Gewebes immer auch etwas mit belasteten Werten und der daraus resultierenden Angst und Ohnmacht zu tun.

Aber sieh dir erst einmal die Orte an, an denen die Symptome am häufigsten entstehen! Meistens sind mit Eierstöcken und Eileitern auch direkt Fortpflanzungsorgane betroffen. Wieder ein Hinweis auf belastete Werte, auf Angst, auf Ohnmacht.

Außerdem hast du bestimmt schon einmal den Ausspruch »starr vor Angst« gehört. Und es stimmt: Angst kann einen richtiggehend lähmen. Wenn also Angst unseren Energiefluss blockiert, dann können auch Symptome in den Muskeln entstehen. Und die häufige Sonderform der Endometriose – die Adenomyose – betrifft nicht nur ein Fortpflanzungsorgan, sondern die Herde entstehen direkt in der Gebärmuttermuskulatur!

Angst hat des Weiteren Auswirkungen auf Blase und Harnwege. Jeder, der schon mal aus Angst vor einem bevorstehenden Ereignis andauernd auf die Toilette rennen musste, weiß aus eigener Erfahrung um diesen Zusammenhang. Endometriose beweist ihn oft eindrücklich durch Herde an Blase und Harnleitern.

Aber nicht nur die Art des Gewebes oder die Lokalisation der Symptome im Körper sind Hinweise darauf, welche Themenbereiche im Leben belastet sind. Auch die Auswirkungen einer Erkrankung geben Aufschluss darüber, wo es sich lohnt, genauer hinzuschauen. Die Folge von Endometriose sind oft Schwierigkeiten mit der Fruchtbarkeit. Wieder ein Hinweis auf den Themenbereich der Werte und auf Angst. Bestechend, nicht wahr?

Wenn ich auf meine eigene Endometriose-Geschichte zurückschaue, sehe ich ganz klar nicht nur die Belastungen meiner Beziehungen und meine nicht gelebte Sehnsucht, sondern auch die Angst. Als junge Frau hatte ich panische Angst davor, schwanger zu werden. Wenn mich jemand gefragt hat, ob ich Kinder will, habe ich mit über dreißig noch geantwortet: »Ja, sicher, aber später einmal, ich bin irgendwie mit mir selbst noch nicht fertig und glaube nicht, dass ich schon bereit bin, so viel Verantwortung zu übernehmen.« Heute weiß ich, dass ich einfach keine Kinder will. Aber sich das einzugestehen war nicht leicht. Denn was ist man denn für eine Frau ohne Kinder? Was ist man denn wert, wenn man keine Mutter ist? Gehört das nicht einfach dazu?

Heute stelle ich mir diese Fragen nicht mehr, denn ich weiß aus vollster Überzeugung, dass ich, auch ohne Mutter zu sein, ein wichtiges und vollwertiges Mitglied der Gesellschaft bin. Heute weiß ich, dass Unabhängigkeit einer meiner höchsten Werte ist und dass ich mein Wissen und meine Erfahrung, welche ich vielleicht an ein oder zwei Kinder hätte weitergeben können, lieber an viele, ganz viele Menschen weitergebe. Zum Beispiel mit diesem Buch.

Und bitte versteh mich nicht falsch! Im Umkehrschluss bedeutet das nicht, dass jede Endometriose-Betroffene, die Schwierigkeiten beim Kinderkriegen hat, in Wirklichkeit gar keine will. Mitnichten!

Deine Endometriose ist schlicht ein Hinweis auf den Themenbereich Werte & Ängste, ein Wegweiser dafür, wo es sich zu suchen und nachzuspüren lohnt.

Frag dich doch, warum du dir so sehr ein Kind wünschst, wenn du das tust. Oder welche Angst hochkommt bei dem Gedanken, dass es vielleicht nicht klappt.

RHYTHMUS

Ich war jahrelang bei EVA, der Endometriose Vereinigung Austria, tätig. Als Obfrau dieser österreichweiten Selbsthilfegruppe nahm ich auch regelmäßig an Endometriose-Kongressen und Ärzte-Veranstaltungen teil. Am Rückweg einer dieser Veranstaltungen kam ich im Zug einmal neben einem der führenden deutschsprachigen Endometriose-Spezialisten zu sitzen und hatte ein paar Stunden lang Zeit, mich mit ihm zu unterhalten und auszutauschen.

Obwohl selbst Schulmediziner, war er sehr an meinem Beruf und meiner ganzheitlichen Sicht auf Gesundheit und Krankheit interessiert. Und nachdem ich ihm erklärt habe, wie ich die Dinge sehe, erzählte er mir, dass er in seiner Praxis und im Krankenhaus oft das Gefühl habe, dass seine Patientinnen schon als junge Frauen ihren eigenen Rhythmus nicht leben.

Ich war von dieser Aussage eines Schulmediziners sehr beeindruckt, denn genau das ist ganzheitlich betrachtet auch eine der Ursachen für Endometriose. Seinen ureigenen Rhythmus nicht zu leben, sondern einfach funktionieren zu wollen, ist eigentlich eine besondere Ausprägung des belasteten

Werte-Systems bei uns Frauen. Denn schließlich unterliegt jede Frau im fortpflanzungsfähigen Alter (genau in der Zeit, in der Endometriose auftritt und aktiv ist!) einem ganz bestimmten Rhythmus – dem Zyklus.

Im weiblichen Zyklus gibt es unterschiedliche Phasen. Eine Eizelle reift heran, in der Gebärmutter wird Schleimhaut aufgebaut, der Körper bereitet sich auf eine potenzielle Schwangerschaft vor. Die Eizelle wird reif, es kommt zum Eisprung, wir sind fruchtbar. Nach dem Eisprung ändert sich die Hormonkonstellation im Körper, die Gebärmutterschleimhaut wird dicker, es kommt sogar zu einem leichten Anstieg der Körpertemperatur. Sind wir jedoch nicht schwanger, stößt der Körper die Gebärmutterschleimhaut wieder ab, es kommt zur Regelblutung.

Das passiert jeden Monat wieder und wieder in unserem Körper. Und genauso, wie sich der Körper zyklisch verändert, so tun es auch unsere Bedürfnisse in den unterschiedlichen Phasen. Natürlich ist diese Veränderung in den Bedürfnissen von Frau zu Frau verschieden stark ausgeprägt und hängt auch mit dem eigenen Naturell zusammen. Aber prinzipiell kann man sagen, dass wir Frauen uns nach den Tagen der Menstruation frei, leicht und kreativ fühlen und voller Lust auf Neues sind. In der fruchtbaren Phase um den Eisprung, also in der Mitte unseres Zyklus, sind wir voll und ganz in unserer Kraft, selbstbewusst, sexy, voller Lust, Energie und Tatendrang. Nach dieser fruchtbaren Phase werden wir wieder etwas ruhiger. Wir sind müder und bereiten uns auf das bevorstehende Loslassen vor. Und während der Menstruation sehnen wir uns dann nach Rückzug, nach Zeit mit uns selbst. Wir nehmen Stimmungen intensiver wahr und sind feinfühliger als sonst. Es ist die Zeit der Innenschau und der Verbindung mit uns selbst.

Doch erlauben wir uns diesen urnatürlichen, weiblichen Rhythmus?

In den allermeisten Fällen tun wir das nicht. Wir wollen jeden Tag gleich leistungsfähig und extrovertiert sein. Die Feinfühligkeit vor und während des Beginns der Monatsblutung wird sogar als Krankheit wahrgenommen und als PMS (Prämenstruelles Syndrom) zum Symptom, das man medizinisch behandeln kann. Zu menstruieren ist uns unangenehm, die Monatsblutung ist schambehaftet. Man spricht nicht darüber, wenn überhaupt, nur hinter vorgehaltener Hand.

Schon als Teenager haben wir das Bedürfnis, dieses Auf und Ab zu unterdrücken, oder bekommen es so vorgelebt. Anstatt unsere Weiblichkeit und den Beginn der Fruchtbarkeit zu feiern, bekommen wir heimlich Binden und Tampons zugesteckt, und unsere monatliche »Unpässlichkeit« ist uns unangenehm. Oft kommt der Griff zur Anti-Baby-Pille sehr schnell, ohne diese Entscheidung zu hinterfragen. Nur, damit wir uns wieder »normaler« fühlen.

Aber der Rhythmus, den unser Zyklus vorgibt, ist normal! Und wir könnten die einzelnen Phasen sogar zu unserem Vorteil nutzen.

Kreativ und offensiv sein in den Phasen, in denen uns das besonders gut gelingt, uns Ruhe gönnen und neue Kraft tanken in den Phasen, in denen uns unser Körper dabei unterstützt.

Seit ich selbständig bin und um die natürliche Rhythmik des Zyklus weiß, gelingt es mir viel besser, mich danach zu richten und meinen Bedürfnissen nachzugeben. Ich kann selbst bestimmen, wann ich viel arbeite, wann ich Neues lerne, und wann ich mir mehr Zeit für mich selbst, Ruhe und Schlaf gönne. Aber auch jede Frau in einem Anstellungsverhältnis oder als Ganztages-Mutter bei ihren Kindern zuhause kann versuchen, mehr auf die eigenen Bedürfnisse zu hören. Klar, es ist vielleicht nicht so leicht wie für mich. Aber es ist zum Beispiel möglich, in der Phase des Rückzuges nach der Arbeit nicht auch noch Freizeitaktivitäten einzuplanen, oder die Kinder am Abend einmal dem Vater oder einem Babysitter anzuvertrauen. Es ist möglich, die Ernährung an die zyklischen Bedürfnisse anzupassen und je nach Phase mal mehr oder weniger Bewegung in den Alltag einzuplanen. Man muss nur wollen.

Will man allerdings einfach funktionieren und ignoriert damit seine zyklischen Bedürfnisse, entstehen natürlich Blockaden im Energiesystem. Immer gleich leistungsfähig sein zu wollen, seinen eignen Wert darin zu bemessen, zu funktionieren, zu liefern und allzeit bereit zu sein, macht krank. Den eigenen Rhythmus nicht zu leben, ist der perfekte Nährboden für Endometriose.

KOPF-STRESS

Hast du dich schon einmal sehr erschreckt? Mit ziemlich hoher Wahrscheinlichkeit sind deine Hände in diesem Moment ganz automatisch und unbewusst zur Brustplatte gewandert. Egal welche Sprache wir sprechen oder in welchem Kulturkreis wir leben, manche körperlichen Reaktionen auf Ereignisse passieren automatisch und intuitiv. So legen wir unsere Hände eben bei Schreck- oder Schock-Erlebnissen genau auf den Bereich oberhalb der Brust. Und auch unserer Erleichterung, wenn der Schreck vorüber ist, verleihen wir Ausdruck, indem wir die Hände genau dort hinlegen und erleichtert ausatmen.

Das tun wir, weil wir uns intuitiv selbst bei der Verarbeitung des Schrecks unterstützen wollen. Denn in plötzlichen, schockierenden Momenten wird genau dort – im Bereich über der Brust – gleichzeitig mit einer ruckartigen Einatmung die Energie in unserem System fest. Und intuitiv wissen wir, dass es guttut, die Energie wieder ins Fließen bringt und uns wieder ausatmen lässt, wenn wir unsere Hände dort hinlegen. (Zur Kraft unserer Hände mehr in Teil 5 dieses Buches, wenn es ums Impuls-Strömen geht!)

In diesem Bereich – eben ein paar Zentimeter über der Brust – befindet sich das Informationszentrum des Energiesystems. Es ist für die mentale Gesundheit zuständig. Wenn in diesem Bereich die Energie gut im Fluss ist, können wir neue Informationen gut aufnehmen und analysieren. Wir sehen ganz klar die Dinge, wie sie sind.

Wenn wir allerdings durch heftiges Erschrecken, Schock-Erlebnisse oder psychische Traumata belastet sind, fließt die Energie in diesem Bereich eben nicht frei, sondern ist mehr oder weniger stark blockiert. Auch ständiges Grübeln, vergangene oder zukünftige Situationen »zu Tode« zu denken, nicht fähig zu sein, aus dem sich ständig drehenden Rad der Gedanken auszusteigen, kann Ursache von Blockaden des Energiesystems in dem Bereich sein, der für die mentale Gesundheit zuständig ist.

Fließt die Energie in dem Bereich nicht frei, entstehen aber nicht nur mentale Symptome wie zum Beispiel Schwierigkeiten beim Abschalten und Einschlafen, auch die Informations-Systeme im Körper können beeinträchtigt werden. Eines dieser Informations-Systeme ist das Hormonsystem. Hormone sind vereinfacht ausgedrückt Informationsträger oder »chemische Boten«, die an einer Stelle im Körper produziert werden, um an einer anderen Stelle eine Reaktion zu bewirken.

Die Wissenschaft ist sich zwar uneins darüber, welche Rolle genau die Hormone bei der Entstehung und dem Verlauf von Endometriose spielen. Fest steht aber, dass das Hormonsystem bei Frauen mit Endometriose – lapidar ausgedrückt – irgendwie anders ist als das gesunder Frauen.

Ein anderes Informations-System im Körper ist das Immunsystem. Auch dieses schickt – wieder sehr vereinfacht ausgedrückt – viele Informationen durch den Körper, um Krankheitserregern zu begegnen und den Körper gesund zu halten oder wieder gesund zu machen. Auch beim Immunsystem gibt es keine genauen schulmedizinischen Erkenntnisse, ob eine schwache Immun-Abwehr die Entstehung von Endometriose begünstigt, oder ob das Immunsystem erst durch die Endometriose geschwächt wird. Aber auch hier steht fest: Es gibt einen Zusammenhang zwischen Endometriose und Immunsystem.

Das bedeutet, irgendwie wirkt sich blockierte Energie im Bereich des Informationszentrums über der Brust auf die Entstehung oder den Verlauf der Endometriose aus.

Schocks, Traumata und ständiges Grübeln bilden also eine Grundlage für Endometriose.

Meine Arbeit mit von Endometriose betroffenen Frauen und die Erfahrung mit meiner eigenen Erkrankung haben mich zu dem Schluss kommen lassen, dass es meistens nicht ein einziges auslösendes Moment gibt. Oft spielen mehrere der oben beschriebenen Ursachen zusammen. Vielleicht haben wir verabsäumt, ein traumatisches Erlebnis richtig zu verarbeiten UND leben eine belastete Beziehung. Oder wir führen ein Leben gegen unsere Träume und Werte, fühlen uns in unserer Ohnmacht und Angst gefangen UND ignorieren unseren natürlichen Rhythmus.

Egal was davon bei dir zutrifft, du hast dir damit deine Endometriose erschaffen, und das Warnlämpchen, das dir etwas mitteilen möchte, blinkt laut, deutlich und schmerzhaft.

DAS PRINZIP URSACHE UND WIRKUNG

Möglicherweise denkst du jetzt, dass ich dir sagen will, dass du auch noch selbst daran schuld bist, dass du Endometriose hast und so viel ertragen musst. Aber es geht hier nicht um Schuld. Es geht in diesem Buch darum, dass dein Körper – auch wenn er Endometriose hat – dein bester Freund ist. Er will dich darauf hinweisen, was in deinem Leben nicht rund läuft. Und er wird es so lange tun, bis du etwas veränderst. Endometriose zu haben ist keine Tragödie, auch wenn es sich manchmal so anfühlt.

Krank zu sein ist kein Fehler, sondern eine Hilfestellung. Man muss nur bereit sein hinzuschauen.

Dein Körper funktioniert nämlich nach dem Prinzip Ursache und Wirkung. Das ist ein Erklärungsmodell, das nicht nur zur Erklärung von Krankheiten taugt, sondern auch zur Erklärung des gesamten Laufs des Lebens. Für manche Menschen ist alles, was sich im Leben ereignet, Zufall oder Schicksal. Viele Menschen glauben auch, dass ein Gott oder mehrere Götter den Lauf der Dinge bestimmen.

All diese Erklärungsmodelle kann ich persönlich aber nicht akzeptieren, denn sie sind nicht logisch. Egal, ob ich den Zufall, das Schicksal oder Gott dafür verantwortliche mache, wie es mir geht und was mit mir passiert – alles macht mich zu einem fremdbestimmten und machtlosen Wesen. Es wäre egal, wie man lebt und welche Entscheidungen man trifft. Und meine Erfahrung (und die vieler anderer) beweist mir das Gegenteil.

Die einzige Erklärung, die mich akzeptieren lässt, warum der eine krank wird und der andere nicht, warum die eine ganz früh stirbt und die andere erst nach einem ganz langen Leben, warum ich Endometriose bekommen habe und meine Schwester nicht, ist das Prinzip von Ursache und Wirkung. Es besagt, dass jede Ursache, die wir setzen, irgendwann eine Wirkung entfaltet. Und im Umkehrschluss, dass alles, was uns im Leben passiert, darauf zurückzuführen ist, dass wir selbst irgendwann einmal eine Ursache dafür gesetzt haben.

Wenn wir einen Sonnenbrand (Wirkung) haben, fällt es uns noch relativ leicht, anzuerkennen, dass es womöglich daran liegt, dass wir zu lang in der Sonne waren (Ursache). Aber wenn wir wirklich krank werden, haben wir mit diesem Erklärungsmodell plötzlich unsere Schwierigkeiten. Womöglich liegt das daran, dass der Zusammenhang zwischen Ursachen und ihren Wirkungen nicht immer so klar auf der Hand liegt wie beim Sonnenbrand (oder einer Erkältung, nachdem wir ohne Jacke im Schnee waren). Vielleicht liegt es aber auch schlicht daran, dass es tatsächlich nicht so einfach ist, diesen Zusammenhang zu akzeptieren. Denn schließlich ist es viel leichter, nicht selbst die Verantwortung für das eigene Wohlergehen übernehmen zu müssen, sondern irgendjemanden oder irgendetwas dafür verantwortlich zu machen.

In der Schulmedizin wurde diese Verantwortung lange den Genen – also unserem vererbten und angeborenen Bauplan – zugewiesen. Doch auch die Wissenschaft wendet sich immer mehr einem neuen, revolutionären Zweig zu – der sogenannten Epigenetik. In diesem Feld wird erforscht, wie Umwelteinflüsse die Genexpression beeinflussen und bestimmen. Besonders spannend in diesem Feld finde ich die amerikanischen Forscher Bruce Lipton und Dr. Joe Dispenza. Sie konnten in unzähligen Experimenten zeigen, dass sich nicht nur unser Lebensstil auf unsere Physis auswirkt. Es scheint vielmehr so zu sein, dass Gedanken und Einstellungen – also das Bewusstsein – erst neurologische und dann physische Prozesse, Entwicklungen und Veränderungen auslösen.

Was wir denken (Ursache), macht uns also krank oder gesund (Wirkung).

Also doch selbst schuld? Nein, ich lehne den Begriff der Schuld in diesem Zusammenhang kategorisch ab. Denn unter »Schuld« verstehen wir, einen Fehler gemacht, Unrecht begangen, moralisch verfehlt zu haben. Und das ist überhaupt nicht so, darum geht es nicht.

Wir bleiben doch in einer belasteten Beziehung nicht, weil wir zu blöd sind oder leidenschaftlich selbstzerstörerisch. Wir bleiben, weil wir wirklich glauben, dass das das Richtige für uns ist! Wir verzichten darauf, unsere Träume zu leben, weil wir denken, keine andere Chance zu haben. Wir richten uns nach den Werten anderer, weil wir das Gefühl haben, nur dann etwas wert zu sein. Wir ignorieren unseren inneren Rhythmus, weil wir überzeugt davon sind, nur dann als Frau in der Gesellschaft als gleichwertig wahrgenommen zu werden. Wir schaffen es nicht, ein Trauma zu verarbeiten, weil es einfach so wahnsinnig schmerzt. Wir treffen belastende Entscheidungen und denken belastende Gedanken nicht, weil wir so wahnsinnig gern leiden. Nein. Wir leben nach bestem Wissen. Und manchmal geht einfach etwas schief.

Manchmal entwickeln wir als Kinder Strategien, um mit schwierigen Situationen umzugehen, Strategien, die für ein Kind in dem Moment vielleicht genau die richtigen sind. Aber oft verhalten wir uns aus Gewohnheit auch als Erwachsene noch wie das kleine Kind, für das es damals keine andere Möglichkeit gab, anstatt eine neue Strategie zur Bewältigung und eine neue Gewohnheit zu entwickeln.

Es geht nicht um Schuld, es geht darum, dass wir jederzeit die Möglichkeit haben, die Verantwortung für das eigene Leben zu übernehmen. Wie befreiend ist folgender Gedanke: Wenn ich selbst etwas dazu beigetragen habe, dass es mir schlecht geht, kann ich auch selbst etwas dazu beitragen, dass es mir wieder besser geht. Ist das nicht wunderbar? Wir alle wollen selbstbestimmt leben, aber wenn wir das wollen, müssen wir auch eigenverantwortlich handeln.

Wir müssen uns hinstellen und sagen: »Ok, da bin ich wohl falsch abgebogen.« Und dann können wir auch entscheiden, ab sofort eine andere Richtung einzuschlagen.

Wir dürfen nicht darauf warten, dass es von allein besser wird, oder dass uns jemand heilt (schon gar nicht bei Endometriose!), sondern wir müssen unsere Gesundheit selbst in die Hand nehmen. Deshalb ist dieses Buch auch als praktischer Ratgeber gedacht, mit dem jede betroffene Frau selbst etwas tun kann, um ihr Wohlbefinden positiv zu beeinflussen, um ihre Gesundheit selbst in die Hand zu nehmen.

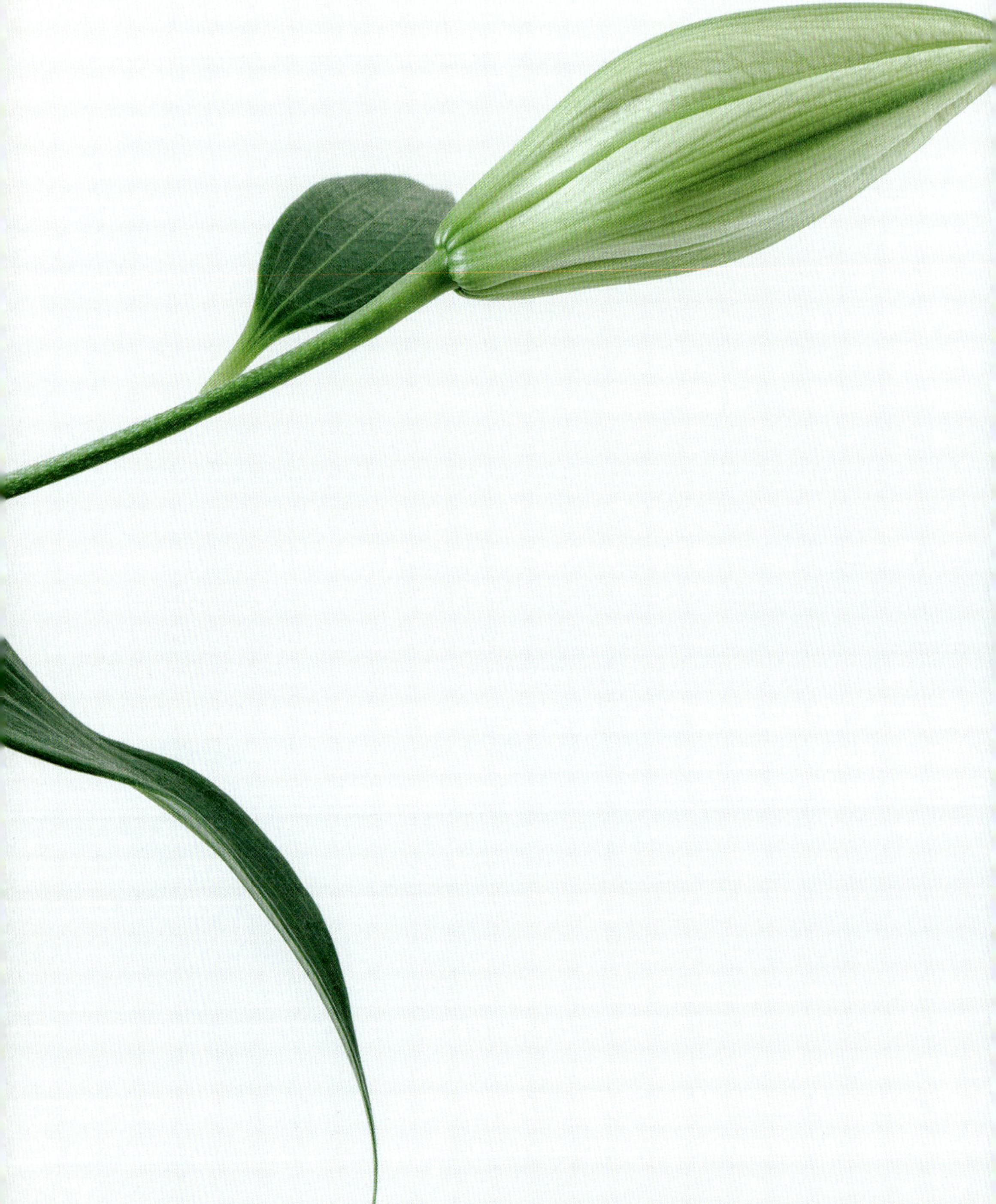

Teil 4

DIE GANZHEITLICHE LÖSUNG

Im dritten Teil des Buches ging es darum, zu verstehen, wo die Endometriose herkommt und warum sie sich im Körper bildet. Und auch wenn du für dich bereits erkannt hast, auf welche Lebensthemen die Endometriose dich aufmerksam machen möchte, wirst du dich vielleicht fragen: »Aber was mache ich jetzt mit der Erkenntnis?« Und vor allem: »Wie werde ich wieder gesund?«

Vielleicht fragst du dich auch: »Wie werde ich die Endometriose wieder los?«

Aber eine Krankheit beseitigen zu wollen, und sich nur darauf zu konzentrieren, ist meistens die beste Strategie dafür, dass sie bleibt. Denn unsere Energie folgt der Aufmerksamkeit, und bei dem ständigen Versuch die Krankheit loszuwerden, investieren wir ganz viel Energie in eben diese Krankheit. Und wir konzentrieren uns nicht darauf, was eigentlich wichtig wäre.

Tatsächlich gibt es KEINE Möglichkeit, eine Krankheit wegzuzaubern oder Symptome mit einem Fingerschnippen zum Verschwinden zu bringen. Wahrscheinlich hast du das von diesem Buch ohnehin nicht erhofft, aber wenn, dann muss ich dich enttäuschen.

Eine Krankheit wird so lange da sein oder wiederkommen, solange wir sie als blinkendes Hinweisschild brauchen. Ja, ganz richtig: so lange wir sie brauchen! Solange wir nichts an den auslösenden Ursachen verändern, können wir – schulmedizinisch, alternativmedizinisch, komplementär – machen, was wir wollen, es wird wahrscheinlich nichts von anhaltendem, nachhaltigem Erfolg sein. Was also tun mit all den neuen Erkenntnissen?

ANNEHMEN

Der erste Schritt, um ganzheitlich wieder gesund zu werden, ist zu akzeptieren, dass man eine Krankheit hat. Sag »Ja!« zu deiner Endometriose.

Ganz oft hört man im Zusammenhang mit Erkrankungen, dass man kämpfen oder die Krankheit bekämpfen muss. Das macht mich immer ganz traurig, weil das ein Weg ist, der nicht zum gehofften Erfolg führen kann. Wenn man etwas bekämpft, geht man davon aus, dass es sich bei dem, wogegen man kämpft, um etwas Schlechtes handelt. Und zugegeben – wirklich schön ist so eine Endometriose tatsächlich nicht, und angenehm ist sie auch nicht. Aber sie ist nichts Schlechtes. Im Gegenteil, sie ist etwas ganz Wertvolles, etwas, das dir helfen möchte. Ein Hinweisschild, ein Wegweiser, ein Rettungsanker. In meiner Ausbildung habe ich diesen wunderschönen Satz gehört:

Ein Symptom ist der erste Schritt in Richtung Heilung.

Betrachte deine Endometriose als Teil von dir! Nimm sie als wertvolles Hinweisschild an! Frag sie, was sie dir sagen will! Und frag dich damit selbst, worauf du dich aufmerksam machen willst. Du hast dir deine Endometriose erschaffen, um etwas zu erkennen, um etwas zu verstehen, um etwas zu lernen. Frag so lange, bis du eine Antwort hast.

Mit etwas Geduld kommst du hinter den Symptom-Nutzen. Und dann wirst du staunen. Als ich zum Beispiel erkannt habe, dass meine Endometriose ganz viel damit zu tun hatte, dass ich immer so große Angst vor dem Schwangerwerden hatte, habe ich aus Dankbarkeit geweint. Aus Dankbarkeit! Mit den Jahren hat mein Körper etwas gebaut, das mich genau davor beschützt hat, wovor ich mich immer so gefürchtet hatte. Wie schön ist das, bitte? Ist das nicht genial? Ist das nicht total sinnvoll und hilfreich?

Ich höre auch ganz oft den Satz: »Wegen meiner Endometriose kann ich dieses und jenes nicht mehr machen.« Und ja, ich kenne das auch. Auch mir blieb viel verwehrt in der Zeit, in der ich jeden Monat zwei Tage lang im Bett bleiben musste. Ich habe in der Zeit einiges verpasst, was ich gern erlebt hätte. Aber rückblickend waren es ganz oft die beiden einzigen Tage im Monat, an denen ich mir wirklich eine Auszeit gegeben, an denen ich mir wirklich Ruhe gegönnt, und an denen ich mir wirklich erlaubt habe, einfach nichts zu tun. Ja, weil ich vor Schmerzen nicht anders konnte. Aber tatsächlich hätte ich mir die dringend benötigte »Me-Time« ohne die Schmerzen überhaupt nicht zugestanden.

Die Endometriose war das Mittel meines Körpers, mich zum Pausemachen zu zwingen.

Manche Frauen müssen aufgrund ihrer Endometriose in ihrem Leben ganz viel verändern. Manche müssen sogar den Beruf wechseln, weil sie zum

Beispiel durch die Endometriose nicht mehr den ganzen Tag stehen können. Und sie hadern damit. Aber auch darin lässt sich ein Symptom-Nutzen erkennen. Was ist es, das du verändern musst, weil es nicht anders geht? Frag dich das einmal ganz offen und ehrlich! Ist es vielleicht etwas, das du insgeheim gern ändern würdest, dich aber nicht traust? Oder wo du einfach keinen Weg siehst, ehrlich damit umzugehen? Führt womöglich die erzwungene Veränderung dazu, einen alten und schädlichen Glaubenssatz endlich aufzugeben?

Wenn du es jetzt noch nicht erkennen kannst, warte einmal, wie du in ein paar Jahren auf die – vielleicht jetzt erzwungene – Veränderung zurückblickst. Ganz oft schon habe ich gehört, dass die Endometriose (wie so viele andere ernste Erkrankungen) das Beste ist, was jemandem – in der Rückschau betrachtet – passieren konnte.

Meine Endometriose war zum Beispiel für mich Anstoß, beruflich ganz neu anzufangen. Und ich hadere nicht damit. Im Gegenteil. Wenn andere sagen: »Ich kann nicht mehr so wie früher«, sage ich: »Ich will gar nicht mehr so wie früher!«

Ohne meine Endometriose wäre ich heute nicht da, wo ich bin. Nämlich genau dort, wo ich sein will.

VERZEIHEN

Wenn du deine Endometriose als wertvollen Teil deines Körpers und deines Lebens akzeptiert hast, ist der nächste Schritt in Richtung Ganzheit und Heilung, dass du beginnst, zu verzeihen.

Welche Menschen waren oder sind Teil deiner Belastungen? Gibt es jemanden, dessentwegen du deinen großen Lebenstraum aufgegeben hast? Wen hast du so geliebt, dass du deine eigenen Werte über Bord geworfen hast? Hat dir jemand beigebracht, deine eigenen Bedürfnisse zu ignorieren? Hat dich jemand verletzt?

Um zu verzeihen und die Vergangenheit hinter dir zu lassen, kannst du natürlich mit der Person oder den Personen, die in deinen Belastungen eine Rolle gespielt haben, klärende Gespräche führen. Falls dir das ein Anliegen ist, achte darauf, dass keine Anklage daraus wird, aus der wieder ein neuer Konflikt entsteht, sondern hör auch zu! Offenheit und Zuhören schaffen oft viel Verständnis für das Gegenüber.

Tatsächlich musst du aber mit niemandem reden, um verzeihen zu können. Es braucht auch keine Entschuldigung. Denn es geht gar nicht darum, Schuld zuzusprechen und der Gerechtigkeit Genüge zu tun, sondern darum, etwas abzuschließen und hinter sich zu lassen. Verzeihen bedeutet nicht, das Geschehene zu entschuldigen und es ist auch kein Freibrief für jemand anderen, genauso weiterzumachen wie bisher. Man kann einer Person verzeihen und trotzdem keinen Kontakt mehr haben wollen. Man kann verzeihen und sich trotzdem scheiden lassen.

Verzeihen bedeutet, keinen Groll mehr in sich zu tragen, keine Energie mehr in vergangenes Leid zu investieren, und sein Leben befreit und leichter fortzusetzen.

Und verzeihen gelingt am ehesten, wenn man die Beweggründe des anderen versteht. Also versuche, dich in die Lage des anderen zu versetzen und zu verstehen. Vielleicht dachte deine Mutter, diese Erziehung, dieses Rollenbild sei der einzig richtige Weg, dich auf ein Leben in dieser Gesellschaft vorzubereiten. Vielleicht fühlt sich dein Ex-Partner nur dann richtig männlich, wenn er neben einer Frau auch noch eine Affäre aufzuweisen hat. Wenn du den Beweggrund verstehst, die letztendlich gute Absicht dahinter erahnen kannst, wird es dir leichter fallen, zu verzeihen, loszulassen, und demjenigen, der dich verletzt hat, auch noch alles Gute zu wünschen. Versuche es, und du wirst staunen, wie gut sich das anfühlt.

Und vergiss beim Verzeihen nicht auf den wichtigsten Menschen in deinem Leben: auf dich selbst! Wenn wir verstanden haben, welche belastenden Wendungen im Leben dazu beigetragen haben, dass wir krank geworden sind, geißeln wir uns oft selbst. Wie konnte ich nur so blöd sein? Wer so naiv ist, hat wohl nichts Besseres verdient! Kennst du das? Ich schon. Aber hör bloß schnell auf damit! Schau zurück! Du hast doch das Beste gewollt,

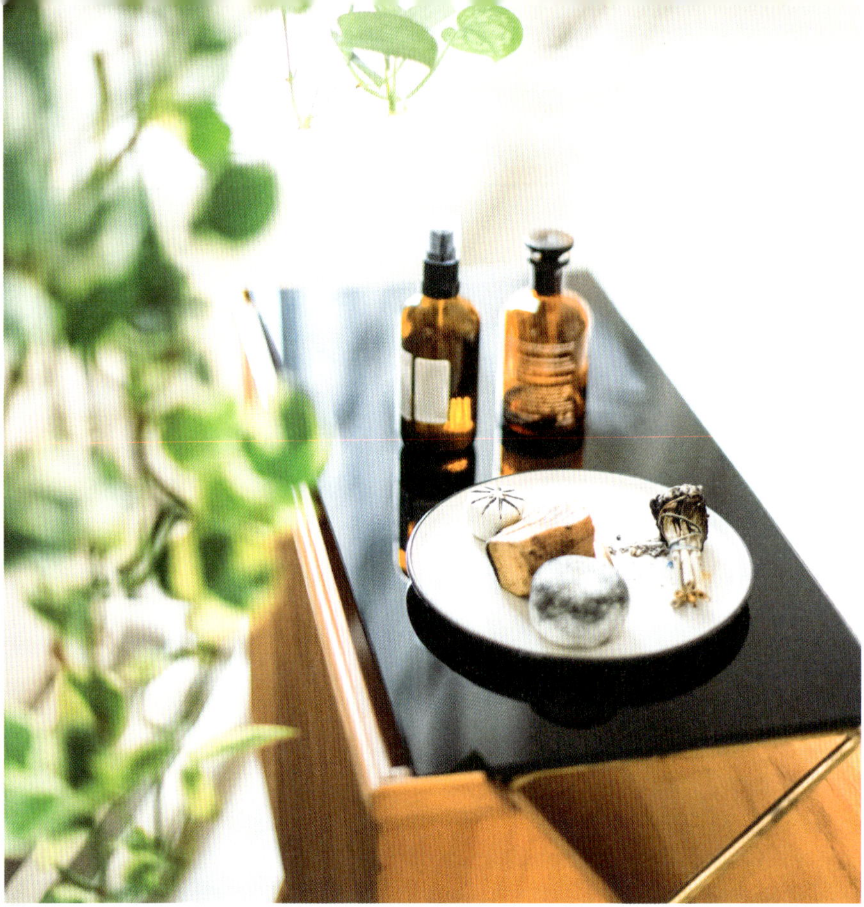

dein Bestes versucht. Damals hast du einfach nicht gesehen, was dein Handeln oder Nicht-Handeln für Folgen haben wird. Du wolltest sicher nichts Schlechtes, du wusstest es einfach nicht besser.

Aber jetzt – jetzt hast du die Gelegenheit, das Ruder herumzureißen. Jetzt hast du etwas gelernt. Und auch, wenn es weh getan hat, das zu erkennen, hast du jetzt die Chance, etwas ganz Wichtiges zu verändern. Ergreif diese Gelegenheit beim Schopf und halte dich nicht auf mit Selbstbestrafung und Gedanken, die dich kleiner machen! Verzeih dir selbst und geh den nächsten Schritt in eine schöne, selbstbestimmte, befreite Zukunft!

VERÄNDERN

Nach dem Annehmen und Verzeihen kommt der dritte große Schritt in Richtung Heilung: das Verändern. Vielleicht hast du deine Endometriose bereits angenommen und empfindest sie schon als Bereicherung in deinem Leben, weil sie dir gezeigt hat, dass es da einen großen Lebenstraum gibt, den du bisher nicht leben konntest. Und vielleicht hast du allen, die dich bisher davon abgehalten haben, diesen Traum Wirklichkeit werden zu lassen, auch bereits verziehen, auch dir selbst. Dann ist es jetzt Zeit für Veränderung. Geh wieder zur Uni! Fahr auf Weltreise! Tu, was auch immer du dir erträumst!

Lebe deinen Traum!

Das ist schwer? Möglicherweise. Wahrscheinlich sogar. Oft ist aber, etwas für uns völlig Ungewohntes zu tun, auch nur für uns selbst so unvorstellbar. Als ich zum Beispiel mein Leben auf den Kopf gestellt habe, meinen lukrativen Job in der Werbung aufgegeben und mich zu meiner Liebe zu einer Frau bekannt habe, waren die Reaktionen aus meinem Umfeld viel positiver, als ich das erwartet habe. Und meinen Traum zu leben war gar nicht so schwer wie befürchtet.

Aber auch, wenn du Gegenwind bekommst, möchte ich dich dazu ermutigen, dir deine Träume zu erfüllen, wenn das irgendwie möglich ist. Es ist dein Leben! Sei gut zu dir selbst – zumindest genauso gut wie zu anderen!

Und wenn es wirklich unmöglich ist, dir deinen Lebenstraum zu erfüllen, nach deinen ureigenen Werten zu leben, die Angst abzulegen und den eigenen Rhythmen zu vertrauen, dann versuche doch einmal, etwas anderes zu verändern. Nämlich deine Perspektive.

Sieh das, was da ist, statt das, was fehlt. Jede Medaille hat zwei Seiten. Vielleicht hat das, was du so vermisst, was so weh tut, was dich so traurig macht, auch eine gute Seite. Oft sehen wir nur den Preis, den wir zahlen müssen, und übersehen dabei den Nutzen, über den wir uns freuen könnten. Was hat es Gutes, dass Endometriose in deinem Leben ist? Du findest die Frage provokant? Ich meine sie ganz ernst. Spür einmal genau hin! Was könntest du deiner Lage Positives abgewinnen, was vielleicht gar nicht da wäre, wenn du mit dem Finger schnippen und die leidvolle Vergangenheit ungeschehen machen könntest? Wenn du offen und ehrlich an diese Frage herangehst, wirst du etwas finden.

Eine andere, sehr schöne Art, die Perspektive zu verändern, ist zu überlegen, wie du das, was du gern leben möchtest, auf eine andere Art und Weise leben kannst, als du es bisher versucht hast. Vielleicht kannst du deine Sehnsucht anders stillen, als du bisher gedacht hast.

Es gibt immer mehr als nur einen Weg.

Ich denke immer gern an eine Klientin, die sich so sehr Kinder wünschte, aber es wollte einfach nicht klappen. Die Frage, warum sie denn so eine große Sehnsucht nach Kindern habe, beantwortete sie damit, dass sie sich so unglaublich gern um sie kümmern und ihnen auf ihrem Weg helfen wolle. Und als sie das erkannt hatte, hat sie die Sichtweise auf ihr Problem verändert. Statt sich von der Kinderlosigkeit zermürben zu lassen, hat sie sich zur Kinder-Mentaltrainerin ausbilden lassen und so einen wundervollen Weg gefunden, ihre innerste Sehnsucht mit Leben zu füllen. Sie hat noch immer keine eigenen Kinder, ist aber trotzdem sehr glücklich mit und in ihrem neuen Lebensweg.

Egal, was du machst, denk immer an die Worte, die ich in diesem Buch schon einmal verwendet habe:

Es wird sich nichts ändern, wenn du nicht etwas veränderst!

GEWOHNHEITEN ÜBERWINDEN

Du nimmst die Veränderung bereits in Angriff? Ich gratuliere dir zu deinem Mut und der Kraft, die es braucht, solch große Schritte zu meistern. Anders zu handeln oder auch einfach anders zu denken, als wir es unser ganzes Leben lang gewohnt waren, erfordert viel Stärke. Du machst das toll!

Aber auch, wenn du wild entschlossen bist, oder bereits fühlst, wie gut dir die Veränderung tut, und du bereits Früchte deines neuen Lebens erntest, wird dir eines immer wieder passieren: Du wirst dich plötzlich unvermittelt in alten Mustern wiederfinden. Vielleicht ist es dir sogar schon passiert, dass du plötzlich innegehalten hast, und dir gedacht hast: »Moment, da spricht ja wohl mein altes Ich!«

Ich verspreche dir, das wird passieren. Nicht ein Mal, sondern viele Male. Und ich sage dir das nicht, um dich zu demoralisieren, sondern damit du dich durch diese Hürden nicht von deinem neuen Weg abbringen lässt. Denn das, was du bei diesen Rückschlägen erfährst, ist nicht etwa Schwäche oder geringes Durchhaltevermögen, das sind einfach alte Gewohnheiten. Und Gewohnheiten sind stark. Das, was wir unser Leben lang gemacht haben, oder vor langer Zeit gelernt haben, das geht uns leicht von der Hand, das fühlt sich »normal« an, das wiederholen wir ganz unbewusst. Bist du mit dem Auto schon mal automatisch zur alten Wohnung gefahren, in der du jahrelang gelebt hast, statt an der Kreuzung zur neuen Wohnung abzubiegen? Und dann hast du dich gefragt, wie du dort hingekommen bist? Alte Gewohnheiten werden automatisiert abgespielt, sobald wir auf Autopilot schalten – was wir im Alltag ganz oft tun.

An etwas Neues hingegen müssen wir uns erst gewöhnen. Das müssen wir wiederholen und immer wieder üben, wie Vokabeln für eine uns fremde Sprache, neue Tanzschritte oder Autofahren.

Das Neue müssen wir so lange üben, bis es ebenfalls zur Gewohnheit wird – zu einer neuen Gewohnheit, die die alte ablöst.

Wenn dir also auffällt, dass eine alte Gewohnheit zugeschlagen hat und du etwas denkst, sagst oder machst, das dich in ein altes Muster zurückkatapultiert, dann gratuliere dir erst einmal dazu, dass es dir überhaupt aufgefallen ist. Sich der Gewohnheit bewusst zu werden, ist schon die halbe Miete! Werde nicht wütend, sondern lächle (zumindest innerlich), und sag dir: »Hallo, alter Freund, du schon wieder!« Ich muss in solchen Momenten immer an einen Satz aus Simon & Garfunkels »Sound of Silence« denken: »Hello darkness, my old friend …«

Sobald dir auffällt, dass du bloß aus Gewohnheit etwas tust, das du ja nicht mehr tun wolltest, bist du sofort wieder in der Lage, es zu ändern. Und je mehr du das übst, desto schneller wird es dir auffallen, wenn du in alte Muster verfällst, und desto schneller wird es dir gelingen, alte Gewohnheiten zu überwinden. Immer und immer wieder.

Ich bin jemand, den man im Englischen »People-Pleaser« nennt. Ich habe es gern, wenn es den Menschen um mich herum gut geht. Um das zu erreichen, vergesse ich schon mal schnell, was ich selbst eigentlich will, was mich glücklich machen würde und handle auch mal gegen meine eigenen Überzeugungen und Wünsche. Die diesem Wesenszug zugrundeliegende Absicht ist zwar eine schöne, eine gute – ich möchte, dass meine Lieben glücklich sind. Aber meine alte Gewohnheit, es allen recht zu machen, hat mich selbst oft unglücklich gemacht.

Heute weiß ich das, heute versuche ich – jeden Tag – nicht nach meiner alten Gewohnheit zu handeln. Ich habe mir sogar »follow your heart« auf den Unterarm tätowieren lassen, um nie mehr meine eigenen Wünsche, meinen Herzensweg zu vergessen. Und trotzdem ertappe ich mich immer wieder dabei, wie ich unbewusst Dinge sage oder tue, die ich eigentlich gar nicht will, nur um es jemandem recht zu machen.

»Hello darkness, my old friend …«

HOL DIR HILFE!

Ich habe dieses Buch geschrieben, um allen an Endometriose erkrankten Frauen die Möglichkeit zu geben, sich selbst zu helfen. Ja, vielleicht sogar sich selbst zu heilen. Oder besser gesagt, die optimalen Bedingungen zu schaffen, damit die Selbstheilungskräfte aktiviert werden, und dein Körper sich selbst heilen kann.

Mir war wichtig, dass es ein praktischer Ratgeber wird, der inspiriert und Handlungsanleitungen gibt, mit denen jede Leserin selbst aktiv werden und den Selbstheilungspfad beschreiten kann. Ich wollte nicht theoretisch über alternative Behandlungsmethoden schreiben und dir dann sagen: »Geh zu diesem Therapeuten, hol dir jene Behandlung!« Ich möchte meinen Leserinnen ein praktisches Werkzeug in die Hand geben, und im nächsten Teil des Buches gibt es zusätzlich zu den hoffentlich inspirierenden Anregungen der letzten Kapitel auch noch ganz praktische Übungen und Anleitungen zur Entspannung, zur Aktivierung des Energiesystems und zur – meiner Meinung nach – optimalen Ernährung bei Endometriose.

Das bedeutet aber nicht, dass du dir keine Hilfe holen darfst. Im Gegenteil. Ein wunderschöner Satz, den ich einmal gehört habe, lautet:

Heile dich selbst, aber mach's nicht allein!

Eines der schönsten Hilfsysteme, das ich in meinem Leben zum Thema Endometriose kennengelernt habe, war eine Selbsthilfegruppe. Eine Gruppe von Frauen, die alle ähnliche gesundheitliche Probleme hatten, die mich verstanden, denen ich ohne Scheu jederzeit alle Fragen stellen konnte, und von denen ich nicht nur Antworten, sondern vor allem ganz viel Verständnis für meine Ängste und Zweifel bekommen habe.

Nachdem ich ein paar Jahre einfaches Mitglied dieser Selbsthilfegruppe war, durfte ich fast zehn Jahre lang die Obfrau der EVA – Endometriose Vereinigung Austria – sein. Erst Anfang 2019 habe ich dieses Amt an die nächste Generation übergeben. Das Gefühl von Gemeinschaft, Zusammengehörigkeit und gegenseitiger Unterstützung ist aber geblieben. Wenn du Lust hast, schau auf *www.eva-info.at* vorbei – es gibt neben vielen Informationen über Endometriose auch ein Online-Forum zum unverbindlichen Austausch. Auch in Deutschland und der Schweiz gibt es entsprechende Vereinigungen (Endometriose Vereinigung Deutschland / *www.endometriose-vereinigung.de*; Schweizerische Endometriose Vereinigung / *www.endo-help.ch*).

Aber auch der ganzheitlichen Betrachtung der Endometriose musst du dich nicht allein stellen. Und vor allem deinen Selbstheilungsweg solltest du nicht allein bestreiten. Am hilfreichsten für mich war und ist immer noch der Austausch mit anderen Expertinnen und Experten im Impuls-Strömen. In der Tat buche ich immer noch regelmäßig Einzel-Einheiten bei meinem Lehrer. Es ist immer wieder wunderbar entspannend, emotional und physisch loszulassen.

Aber viel wichtiger: Auch nach vielen beeindruckenden Aha-Erlebnissen und wohltuenden Veränderungen gibt es immer noch Belastungen in meinem Leben. Nur weil man verstanden hat, wie alles zusammenhängt, und dass es Gewohnheiten gibt, hört man nicht auf, in alte Muster zu kippen und doofe Ursachen zu setzen. Auch wenn man schon vieles zum Guten verändert hat, entfalten immer wieder ganz alte Ursachen ihre Wirkung und stellen einen vor neue Herausforderungen. Ich habe zwar seit fast zehn Jahren keine Endometriose-Beschwerden mehr, das heißt aber nicht, dass ich seither immer glücklich im Schlaraffenland lebe. Es gibt auch in meinem Leben Tage, die mitunter ziemlich anstrengend und bescheiden sind.

Der große Unterschied zu früher ist aber, dass ich – auch wenn es mir ganz schlecht geht, ich Schmerzen habe oder total unglücklich bin – weiß, dass alles vergeht. Schmerz, Leid, Unglücklichsein – alles ist temporär, und man hat es selbst in der Hand, von ganz unten wieder nach oben zu kommen. Wenn man es einmal geschafft hat, weiß man, dass man es immer wieder schaffen kann.

Eine der wichtigsten Lektionen, die ich gelernt habe, seit ich mich mit ganzheitlichen Methoden beschäftige, ist: Wir sind nicht hier, um es bequem zu haben, wir sind hier um zu lernen. Und das tue ich – jeden Tag.

Und: Das tue ich immer wieder gern mit einem Profi wie meinem Lehrer, der mir dabei hilft, blinde Flecken aufzudecken und mir Teile meines Selbst anzuschauen, die ich allein nicht finden würde, die ich mir nicht so gern anschaue, und deren Lösung anstrengend und schmerzhaft ist. Ich bin sehr dankbar, dass es solche Wegbegleiter in meinem Leben gibt und kann dich nur dazu ermutigen, dir auch jemanden zu suchen. Das muss nicht unbedingt jemand sein, der im Impuls-Strömen ausgebildet ist, das kann auch jemand aus einer anderen ganzheitlichen Richtung sein. Finde deinen Weg und geh ihn!

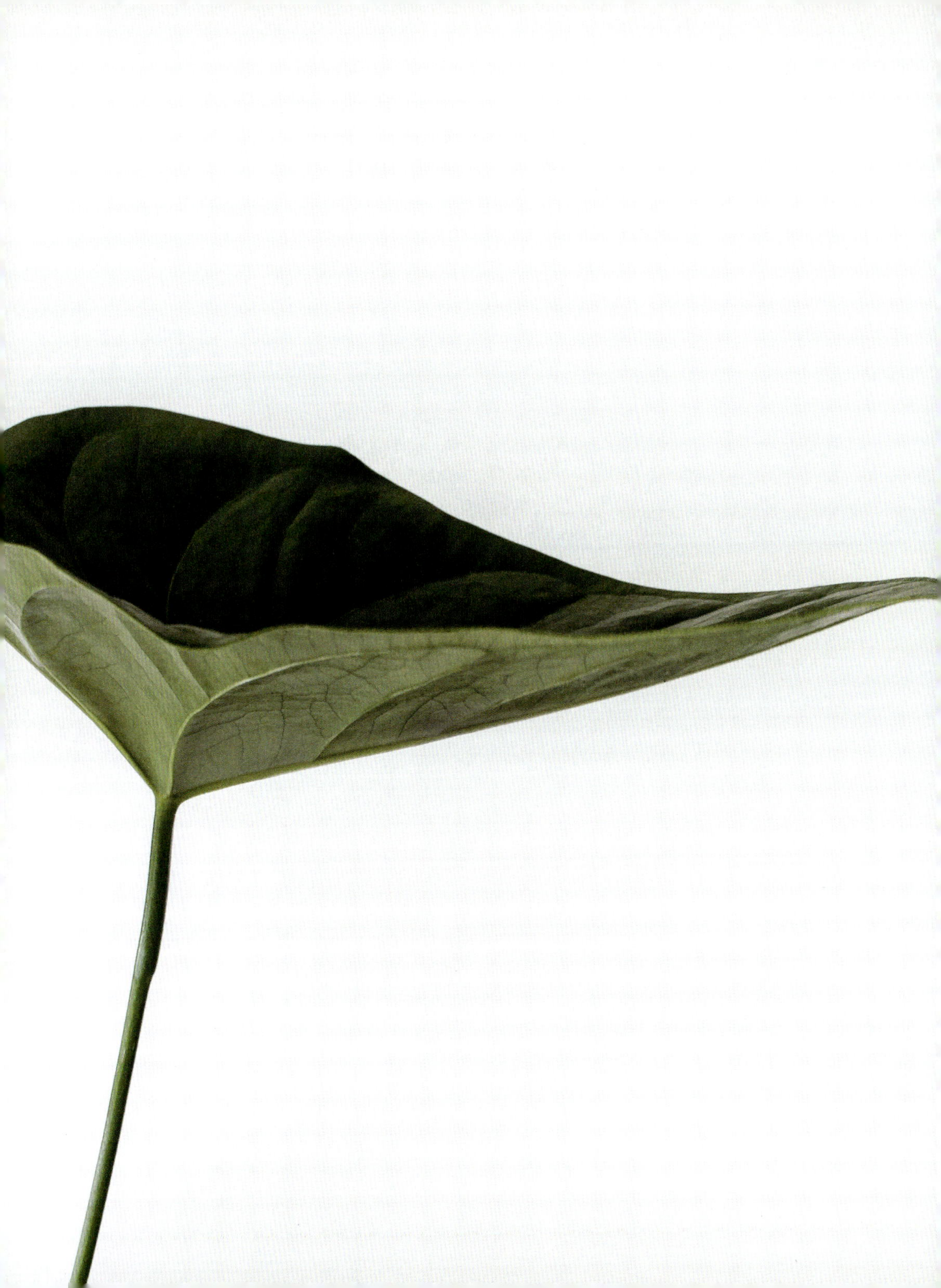

Teil 5

IN DER PRAXIS

Wie bereits erwähnt, soll dieses Buch kein theoretisches Kompendium sein, sondern praktische Anleitung zur Selbsthilfe. Und nach den Inspirationen und Denkanstößen, womit deine Endometriose zusammenhängen könnte, kommt nun der praktische Teil: Ström-Griffe, Yoga-Übungen und einfache Koch-Rezepte, um deinen Alltag etwas leichter und entspannter zu machen.

Dieser Teil des Buches ist aber nicht nur ein praktischer Ratgeber, sondern auch ein kleiner Einblick in mein Leben. Ich habe hier gesammelt, was mir auf meinem Weg geholfen und mir mein Leben mit Endometriose leichter gemacht hat. Probiere einfach aus, was für dich am stimmigsten ist!

IMPULS-STRÖMEN

Impuls-Strömen habe ich zu einem Zeitpunkt kennengelernt, als es mir sowohl körperlich als auch psychisch gar nicht gut ging. Nach ein paar Einzelsitzungen und einem Wochenend-Basiskurs war ich von der Methode so fasziniert, dass ich sofort beschlossen habe, die gesamte Ausbildung zu machen.

Am anziehendsten und für diese Entscheidung am ausschlaggebendsten war das im Impuls-Strömen gesammelte Wissen, an dem ich dich in den vorangegangenen Kapiteln schon ein bisschen habe teilhaben lassen. Ebenso überwältigend fand ich aber auch den entspannenden Effekt der praktischen Arbeit im Impuls-Strömen. Davon nun an dieser Stelle mehr.

Bevor wir aber mit ein paar Ström-Griffen, die bei Endometriose sehr angenehm sind, in medias res gehen, vorab noch ein paar Worte zur Methode und den praktischen Anwendungsprinzipien im Allgemeinen:

Impuls-Strömen ist etwas, das jeder kann und auch jeder macht – unbewusst und intuitiv. Wenn wir jemandem die Daumen halten, uns zur besseren Konzentration die Finger an die Stirn legen oder uns in einem Schreckmoment instinktiv selbst an die Brust greifen, ist das Strömen. Man braucht kein spezielles Talent oder lange Ausbildung (wiewohl man die natürlich machen kann), um Impuls-Strömen anzuwenden, und man braucht auch keine Angst zu haben, etwas falsch zu machen. Strömen ist völlig frei von Risiken und Nebenwirkungen.

Die Methode fußt auf sehr altem Wissen. Über Jahrtausende hinweg wurden Erkenntnisse über Zusammenhänge zwischen bestimmten Symptomen, Empfindungen an bestimmten Körperstellen und dazu passenden Geisteszuständen gesammelt und als Volkswissen durch den sogenannten Volksmund über viele Generationen weitergetragen. Dieses Wissen ist zwar (noch) nicht durch Studien belegt, aber trotzdem wissenschaftlich relevant, da es für jeden erfahrbar (empirisch) und auf kausalen Zusammenhängen beruhend und damit reproduzierbar (also evidenz-basiert) ist.

Dieses alte Wissen wurde nicht nur mündlich überliefert, sondern vor allem in Asien auch schriftlich festgehalten. Die ältesten Aufzeichnungen über diese Zusammenhänge und das Energiesystem sind über 5000 Jahre alt und stammen aus Tibet. Sie werden in der kaiserlichen Hofbibliothek in Japan aufbewahrt.

Anfang des zwanzigsten Jahrhunderts entdeckte diese Schriften ein junger japanischer Arzt namens Jiro Murai auf der Suche nach Linderung seiner eigenen Beschwerden. Durch Ausprobieren der Griffe aus diesen Schriften, buddhistische Meditation und Fasten war Jiro Murai in der Lage, eine schwere Krankheit zu überwinden. Fasziniert widmete er sein Leben der Erforschung der Anwendungsmöglichkeiten dieses alten Wissens und gründete in den 20er Jahren des 20. Jahrhunderts die Methode »Jin Shin Jyutsu«.

In den 1970er Jahren entdeckte die deutsche Krankenschwester Theresia Rasch-Schaffer intuitiv durch Ausprobieren ebenfalls Griffe, mit denen sie sich selbst Linderung ihrer chronischen Schmerzen verschaffen konnte. Sie gründete die Methode »Rang-Dröl«.

All dieses Wissen trugen die beiden Rang-Dröl-Lehrer Arthur Nausner und Wolfgang Url in den 90ern zusammen, erweiterten es um ihre eigenen praktischen Erfahrungen sowie philosophische und wissenschaftliche Erkenntnisse und gründeten die Methode des Impuls-Strömens.

Das Ziel vom Impuls-Strömen ist es, Entspannung und Harmonie im Energiesystem zu erzeugen, sodass die in jeder Zelle des Körpers vorhandene Information zur Selbstheilung frei wird und der Körper sich in Eigenregie regenerieren kann.

Aber wie funktioniert das nun ganz konkret? Wie weiter vorne im Buch schon beschrieben, fließt in unserem Körper Energie – in bestimmten Bahnen und solange wir leben. Diese Energie hat an den Händen und Füßen ganz natürliche Austrittsstellen.

Diese Energie, die andauernd vor allem aus unseren Fingerkuppen strömt, können wir wie Starterkabel verwenden. Legen wir unsere Finger und Hände also an bestimmte Stellen am Körper (im Impuls-Strömen nennt man diese Stellen »Energietore«), dann regen wir damit den Energiefluss im Körper an. Entspannung kann entstehen, Knicke in den Energiebahnen können sich nach und nach lösen, Harmonie kann wiederhergestellt werden.

Das funktioniert mit sanften Berührungen, ohne drücken oder manipulieren, weshalb Strömen auch vollkommen ungefährlich von jedem bei jedem

Die 26 Energietore

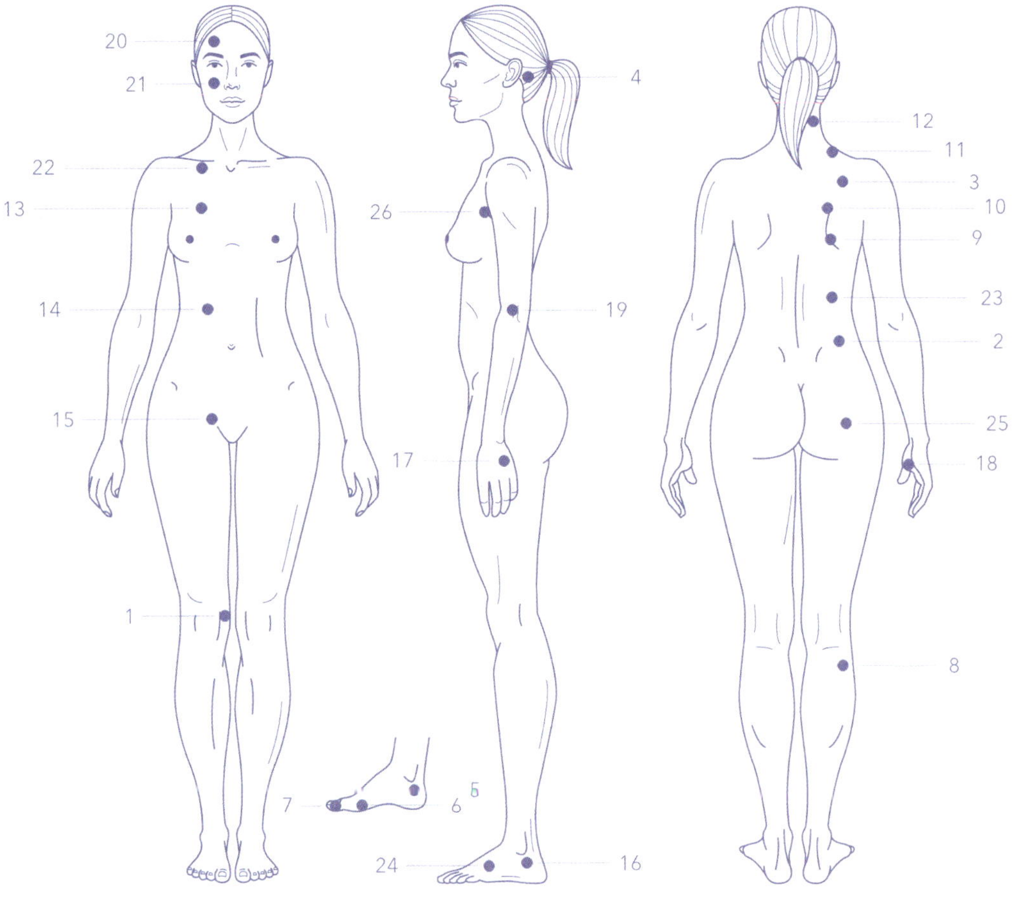

angewendet werden kann. Schon allein die Berührung erzeugt Entspannung und kann ungemein wohltuend sein. Man müsste eigentlich gar nicht berühren, denn genauso wie beim Starterkabel springt sozusagen der Funke über, wenn man mit den Fingern nah genug am Körper ist.

Jeder Mensch hat 26 Energietore an jeder Körperhälfte (siehe Abbildung). Sie liegen dreidimensional im Körper und haben einen Durchmesser von zirka fünf bis zehn Zentimetern. Ein Ström-Griff besteht aus der Berührung von jeweils zwei Toren. Es ist sinnvoll, einen Griff ungefähr zehn Minuten zu halten, damit sich die optimale Wirkung entfalten kann. Darüber hinaus sollte der Griff zweimal täglich gehalten werden. Eine entspannende Wirkung ist manchmal sofort spürbar, kann sich aber auch erst nach und nach entfalten. Wichtig zu wissen ist noch, dass sogenannte »Lösungserscheinungen« – zum Beispiel Reaktionen der Haut, Muskelkater, Druckgefühl, Kälteempfindungen oder auch emotionale Reaktionen – möglich sind. Wenn sie denn überhaupt auftreten, verschwinden sie nach spätestens ein bis zwei Tagen von allein wieder.

Die Anwendung von Impuls-Strömen ist ganz einfach. Wenn man weiß, wohin man seine Finger legen muss, kann jeder ohne weitere Einweisung sofort strömen.

Man braucht keine Hilfsmittel und man muss sich auch nicht speziell auf das Strömen konzentrieren. Du kannst also auch im Bus, in der Warteschlange vor der Supermarktkasse oder vor dem Fernseher strömen und dir so etwas Gutes tun.

Die Griffe anzuwenden ist ganz einfach. In den Übungs-Beschreibungen bedeuten das große »L« und das große »R« jeweils die Fingerspitzen der linken oder rechten Hand, mit denen der Griff gehalten wird. Das kleine »li«

oder »re« bedeutet die jeweils linke oder rechte Körperseite, auf der das zu haltende Tor liegt. Bei den Griffen findest du jeweils zwei Möglichkeiten der Anwendung desselben Ström-Griffs – entweder links oder rechts am Körper. Wenn du genug Zeit hast, kannst du beide Seiten strömen, es ist aber vollkommen in Ordnung, nur eine Seite, egal welche, zehn Minuten lang zu halten und dann zum nächsten Griff überzugehen.

Die Griffe in diesem Buch sind so aufgeschrieben, wie du sie am besten und einfachsten bei dir selbst hältst. Du kannst dich aber natürlich auch strömen lassen oder jemand anderen strömen. Die Anwendung der Griffe bei jemand anderem ist ebenfalls ganz einfach. Leg deine Finger auf die beschriebenen Tore und achte dabei auf die jeweils richtige Körperseite. Mit welcher Hand du welches Tor hältst, ist dabei nebensächlich.

Und wenn das Erreichen eines Tores bei dir selbst mit den Händen zu unbequem ist, verwende deine Füße! Die Zehen sind genauso natürliche Austrittsstellen der Energie wie die Finger, deshalb kannst und solltest du sie bei dir selbst auch nutzen und einsetzen. Denn die oberste Regel beim Strömen lautet: Es soll bequem sein – für den, der geströmt wird, und auch für den, der strömt!

Zum leichteren Verständnis und zum Nachmachen findest du bei jedem Ström-Griff ein Anwendungs-Foto. Such dir zum Starten am besten einfach zwei oder drei Griffe aus, und probiere Impuls-Strömen gleich aus!

Endometriose-Operationen hinterlassen Narben am Bauch. Egal wie groß oder klein, schön oder nicht so schön verheilt diese Narben sind, sie sind Störfaktoren für unser Energiesystem und das umliegende Gewebe. Deshalb ist es wichtig, die Narben regelmäßig entstören zu lassen, oder einfach selbst Hand anzulegen.

Dazu leg deine Fingerspitzen einfach direkt auf die Narben. Und wenn diese sehr lang sind, leg die Fingerspitzen der einen Hand auf das eine und die Fingerspitzen der anderen Hand auf das andere Ende der Narbe. Außerdem massiere ich meine Narben regelmäßig, um das Gewebe zu lockern. Dazu verwende ich ein Narben-Öl mit den hautpflegenden ätherischen Ölen Schafgarbe, Immortelle, Sandelholz, Myrrhe und Weihrauch, vermischt mit Granatapfelkernöl und Mandel- oder Kokosöl.

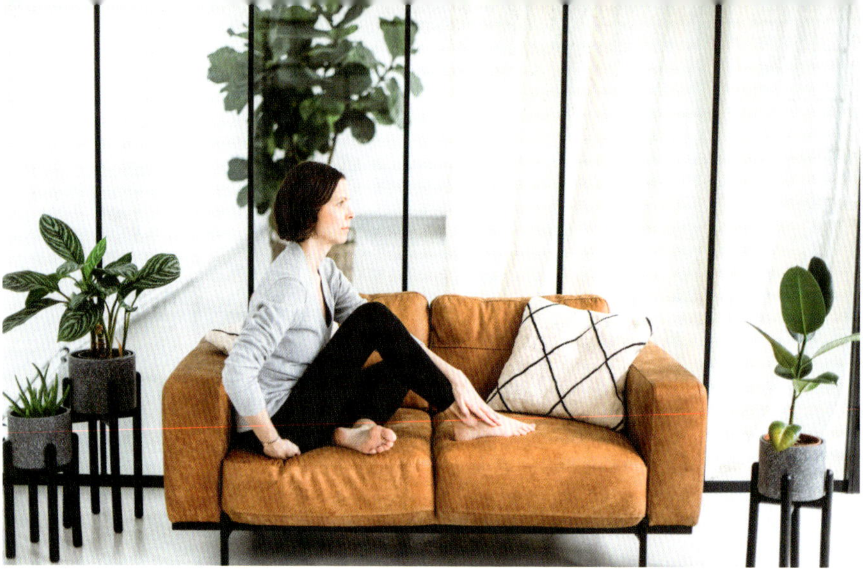

Bei Schmerzen und Krämpfen

L re 24 / R re 25 oder L li 25 / R li 24

Die Fingerspitzen der rechten Hand liegen auf dem rechten Tor 25 (in der Mitte der Pobacke, wo sich darunter der Sitzbeinhöcker befindet). Die Fingerspitzen der linken Hand (oder die Zehen des linken Fußes) liegen auf dem rechten Tor 24 (am Fußrücken in der Verlängerung des Zwischenraumes zwischen kleiner und Ring-Zehe).

Werden diese beiden Tore belebt und geklärt, werden Gelassenheit, Wachheit und innere Ruhe gefördert. Der Griff unterstützt dich dabei, deine Träume zu leben und in deinen Beziehungen mehr Klarheit zu bekommen.

Wenn du möchtest, kannst du den Griff entsprechend der Anleitung auch auf der anderen Körperseite halten.

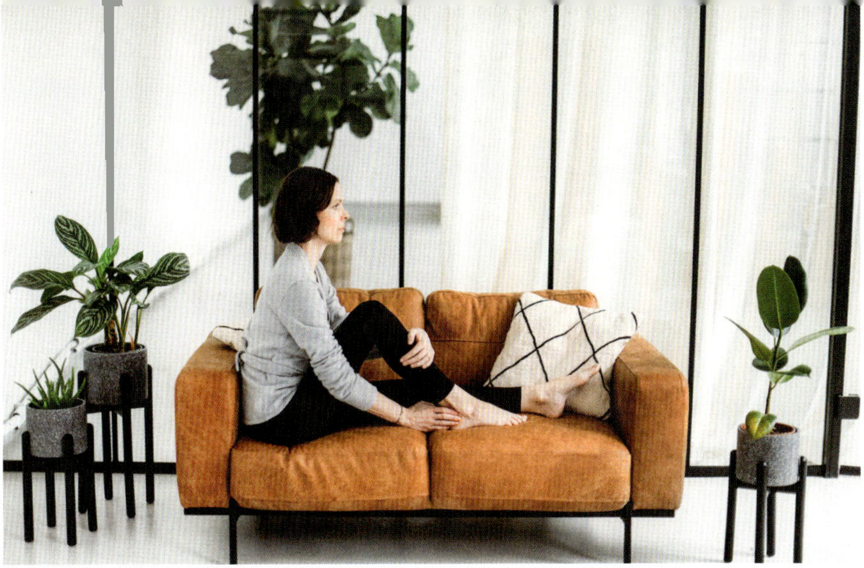

Bei Regelbeschwerden (vorbeugend und begleitend)

L re tiefe 8 / R re 16 oder L li 16 / R li tiefe 8

Die Fingerspitzen der linken Hand liegen 10 cm unter dem rechten Tor 8 (= »tiefe 8« – außen am Unterschenkel unterhalb des Knies). Die Fingerspitzen der rechten Hand (oder die Zehen des linken Fußes) liegen auf dem rechten Tor 16 (außen am Fuß, in der Grube unter und hinter dem Knöchel).

Die Klärung dieser beiden Tore hilft dir dabei, Stagnationen und Verfestigungen aufzulösen, einen stabilen Standpunkt, deine ureigene Schwingung und deinen eigenen Rhythmus zu leben.

Wenn du möchtest, kannst du den Griff entsprechend der Anleitung auch auf der anderen Körperseite halten.

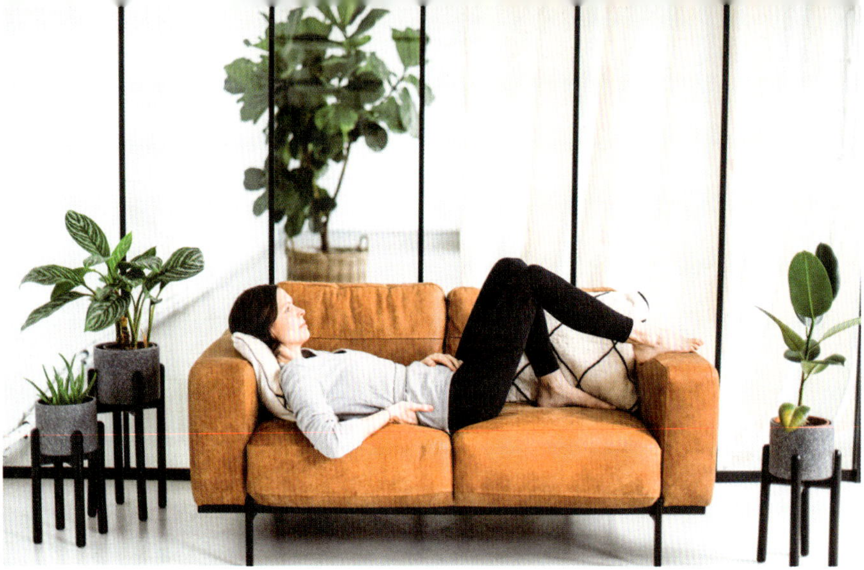

Bei Unterleibsschmerzen und Verdauungsproblemen

L re 15 / R re 2 oder L li 2 / R li 15

Die Fingerspitzen der rechten Hand liegen auf dem rechten Tor 2 (auf der Rückseite des Körpers am oberen Rand des Beckens). Die Fingerspitzen der linken Hand liegen auf dem rechten Tor 15 (in der Mitte der Leiste).

Dieser Griff bringt Entspannung und Raum ins Becken. Das Halten lässt Weisheit und Lebenskraft freiwerden, fördert das Loslassen, Lachen und Glücklichsein.

Wenn du möchtest, kannst du den Griff entsprechend der Anleitung auch auf der anderen Körperseite halten.

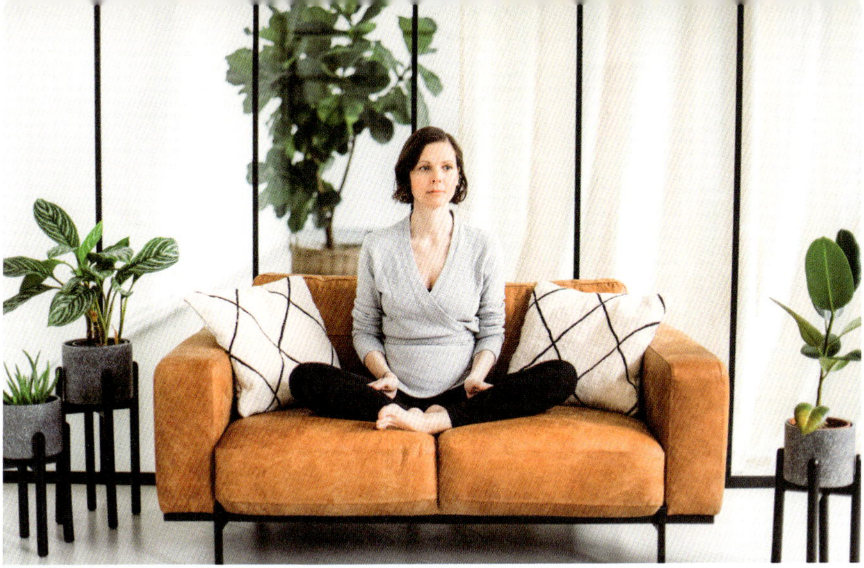

Bei Narben und Verwachsungen

L li Wade / R re Wade

Dieser Griff hat keine »zwei Seiten«. Denn die Fingerspitzen der linken Hand liegen an der linken Wade, die Fingerspitzen der rechten Hand liegen an der rechten Wade.

Wird die Energie, die durch die Waden fließt, belebt und harmonisiert, unterstützt du dadurch die Entspannung und Regeneration der tiefen Haut und aller Schleimhäute, also aller Narben, Verwachsungen und des Endometriose-Gewebes an sich.

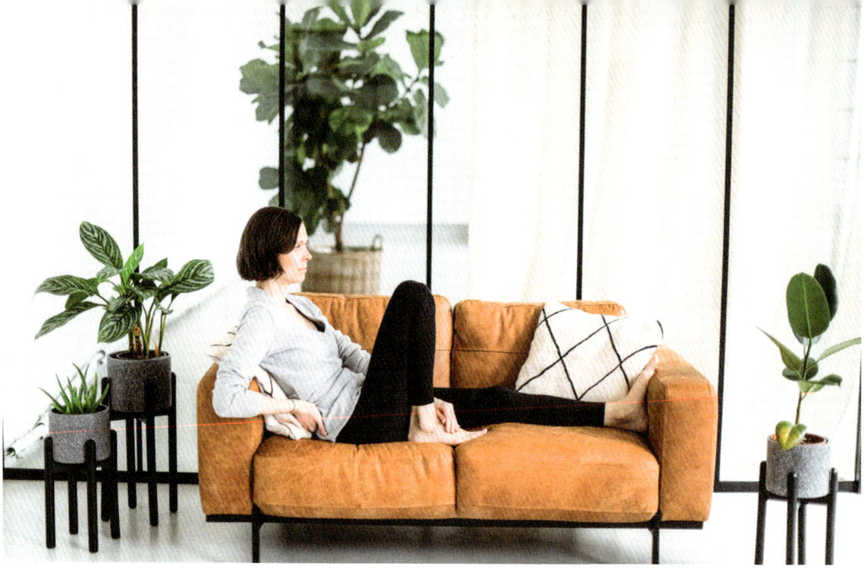

Bei Zysten und Dickdarmproblemen

R li 2 / L re 24 oder R li 24 / L re 2

Die Fingerspitzen der rechten Hand liegen auf dem linken Tor 2 (auf der Rückseite des Körpers am oberen Rand des Beckens). Die Fingerspitzen der linken Hand (oder die Zehen des linken Fußes) liegen auf dem rechten Tor 24 (am Fußrücken in der Verlängerung des Zwischenraumes zwischen kleiner und Ring-Zehe).

Diese Griff-Kombination unterstützt dich dabei, Klarheit in deine Beziehungen, Träume und Sehnsüchte zu bringen. Sind die Tore geklärt, fällt es dir leichter, gesunde Verbindungen einzugehen – aber eben nach deinem inneren Kompass.

Achtung: Bei diesem Griff wird ein Tor auf der linken und ein Tor auf der rechten Körperseite gehalten. Zum Halten der »zweiten Seite« des Griffes einfach die Tore der jeweils gegenüberliegenden Seite kombinieren.

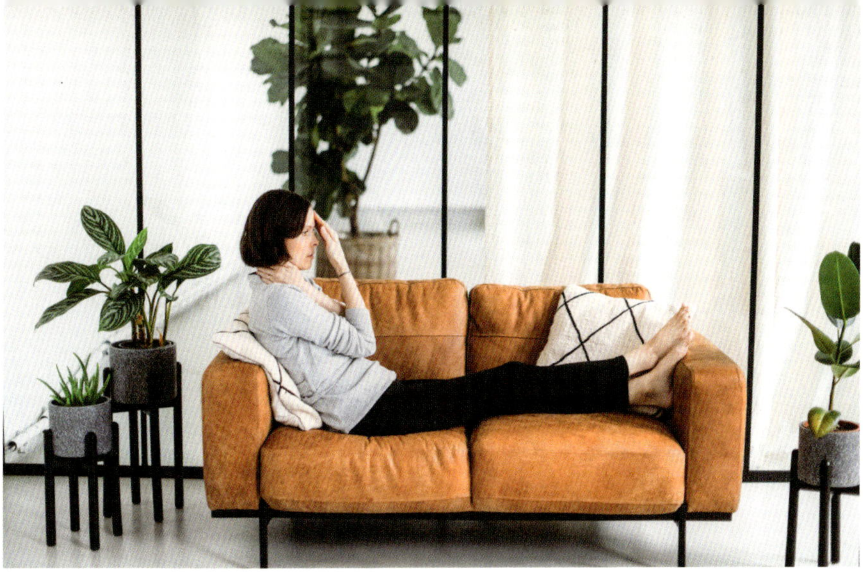

Bei Schmerzen, Wut und Verzweiflung

L re 12 / R li 20 oder L re 20 / R li 12

Die Fingerspitzen der linken Hand liegen auf dem rechten Tor 12 (in der Mitte des Muskelstranges rechts neben der Wirbelsäule am Nacken). Die Fingerspitzen der rechten Hand liegen auf dem linken Tor 20 (links auf der Stirn).

Dieser Griff hilft dir, klarer zu sehen und die Dinge anzunehmen, wie sie sind. Entsteht hier Harmonie, kann dir das helfen, einen Schritt zurückzutreten und Probleme aus einer neuen Perspektive zu sehen.

Zum Halten der »zweiten Seite« des Griffes einfach die Tore der jeweils gegenüberliegenden Seite kombinieren.

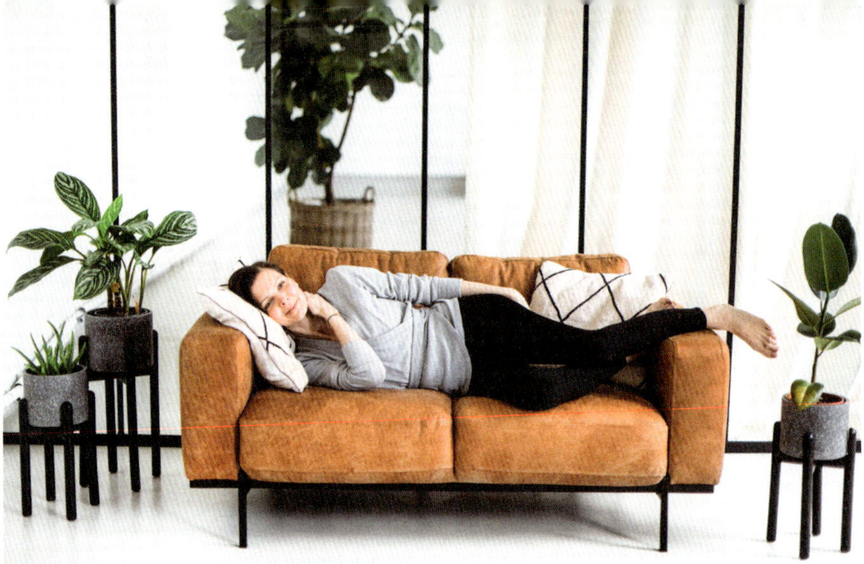

Bei Krämpfen und Rückenschmerzen

L li 25 / R li 12 oder L re 12 / R re 25

Die Fingerspitzen der rechten Hand liegen auf dem linken Tor 12 (in der Mitte des Muskelstranges links neben der Wirbelsäule am Nacken). Die Fingerspitzen der linken Hand liegen auf dem linken Tor 25 (in der Mitte der Pobacke, wo sich darunter der Sitzbeinhöcker befindet).

Diese Griffkombination unterstützt dich beim Loslassen all dessen, was nicht deinen eigenen Werten entspricht. Anzunehmen was ist und es im Hier und Jetzt ohne Angst zu genießen, bedeutet ganz im Fluss zu sein.

Wenn du möchtest, kannst du den Griff entsprechend der Anleitung auch auf der anderen Körperseite halten.

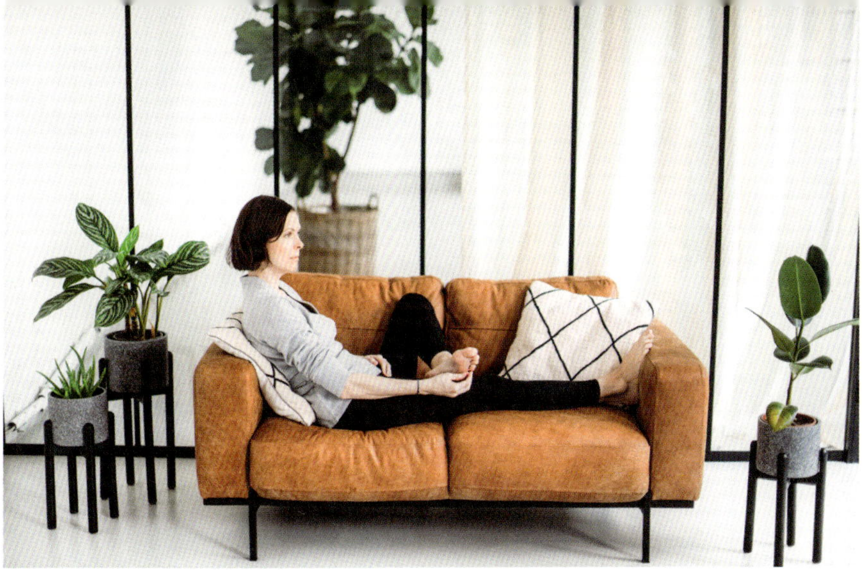

Bei Spannungen und Kältegefühl im Unterbauch

L Schambeinmitte / R li kl. Zeh oder L re kl. Zeh / R Schambeinmitte

Die Fingerspitzen der linken Hand liegen auf dem Hügel mitten am Schambein. Die Fingerspitzen der rechten Hand (oder die Zehen des rechten Fußes) umfassen den linken kleinen Zeh.

Wird der Fluss der Energie im Schambein und kleinen Zeh geklärt, hilft das der Energie beim Aufsteigen und bringt Entspannung in den Unterbauch, ins Immun- und Hormonsystem.

Wenn du möchtest, kannst du den Griff entsprechend der Anleitung auch auf der anderen Körperseite halten.

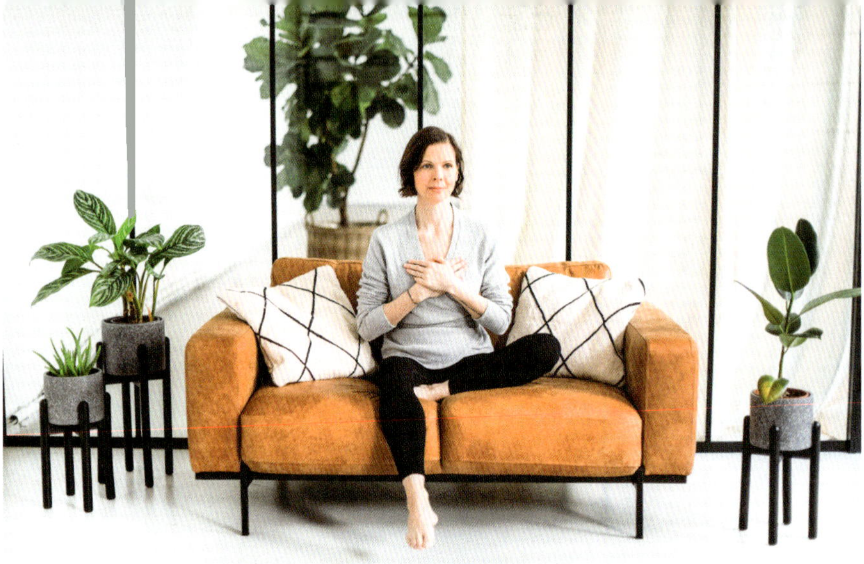

Für das gesamte Hormonsystem und die Fruchtbarkeit

L re 13 / R li 13

Auch dieser Griff hat keine »zwei Seiten«. Leg die Fingerspitzen der linken Hand auf das rechte Tor 13 (in der Mitte des Brustkorbes etwa auf halber Strecke zwischen Brustwarze und Schlüsselbein) und die Fingerspitzen der rechten Hand auf das gegenüberliegende linke Tor 13.

Dieser Griff ist eine Wohltat für den Kopf. Er hilft dabei, abzuschalten und dem Grübeln ein Ende zu setzen. Besonders angenehm ist die Anwendung im Bett zum leichteren Einschlafen.

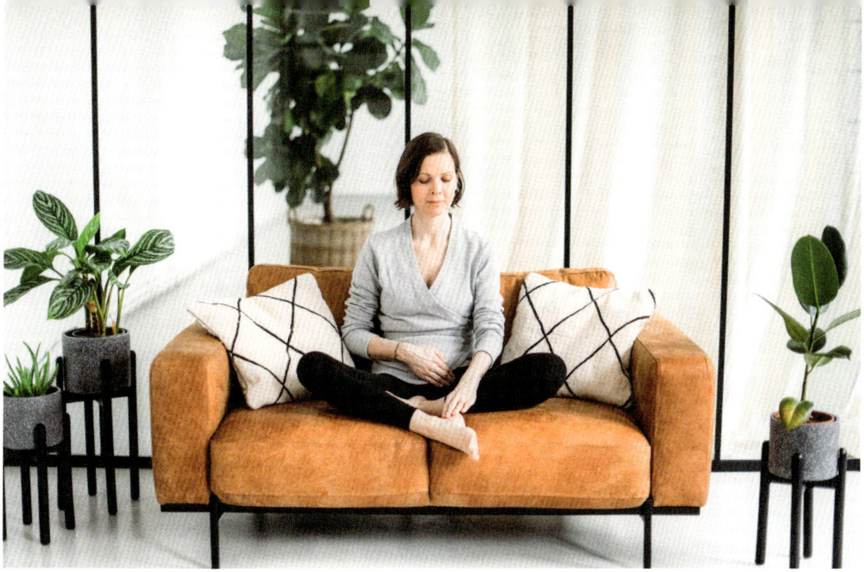

Belastungen auflösen und Kraft aufbauen

L re 5 / R li 15 dicht am Schambein oder L re 15 dicht am Schambein / R li 5

Die Fingerspitzen der rechten Hand liegen auf dem linken Tor 15 (in der Mitte der Leiste, aber dicht am Schambeinhügel). Die Fingerspitzen der linken Hand (oder die Zehen des linken Fußes) liegen auf dem rechten Tor 5 (auf der Innenseite des Fußes, unter und hinter dem Knöchel).

Mit der Klärung dieser Tore lässt du deine Lebensfreude freier fließen und zum Ausdruck kommen. Freigewordene Freude ist sehr kraftvoll und löst Belastungen und Blockaden. Das lässt dich mit allen fünf Sinnen genießen und fördert das Freiwerden deiner (Lebens-)Lust.

Zum Halten der »zweiten Seite« des Griffes einfach die Tore der jeweils gegenüberliegenden Seite kombinieren.

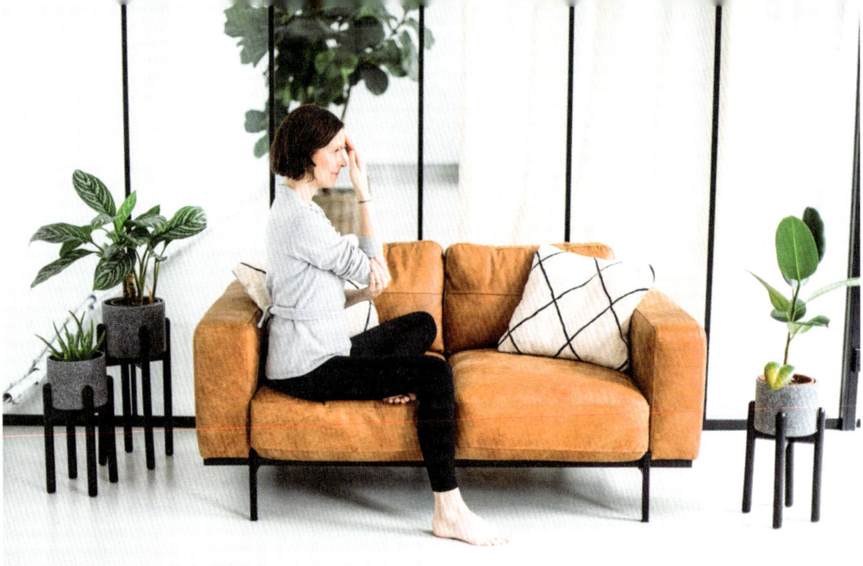

Kraft tanken bei Erschöpfung

L re 19 / R li 20 oder L re 20 / R li 19

Die Fingerspitzen der rechten Hand liegen auf dem linken Tor 20 (links auf der Stirn). Die Fingerspitzen der linken Hand liegen auf dem rechten Tor 19 (am rechten Ellenbogen).

Diese Griffkombination wärmt den ganzen Körper und ist Lebensquell für alle Organfunktionen. Sie bringt Klarheit und natürliche Autorität in dein Dasein.

Zum Halten der »zweiten Seite« des Griffes einfach die Tore der jeweils gegenüberliegenden Seite kombinieren.

Damit Impuls-Strömen seine volle entspannende und aktivierende Wirkung entfalten kann, solltest du nicht darauf warten, dass deine Endometriose-Beschwerden einsetzen. Besser ist, sich regelmäßig zu strömen oder strömen zu lassen – natürlich in den Phasen, in denen du Beschwerden hast, aber auch regelmäßig in den beschwerdefreien Zeiten! Aus meiner Erfahrung eignet sich eine tägliche Routine deiner Lieblings-Ström-Griffe am besten dazu, Impuls-Strömen in dein Leben zu integrieren.

Ich zum Beispiel bin eine notorische »Snoozerin«. Wenn mein Wecker in der Früh läutet, »snooze« ich – ich stelle meinen Wecker nicht ab, sondern so ein, dass er zehn Minuten später noch einmal läutet. In diesen zehn Minuten ströme ich mich. Und auch zum Einschlafen wende ich jeden Tag einen Ström-Griff an. So komme ich ganz automatisch und völlig ohne zusätzlichen Zeit-Aufwand auf zweimal zehn Minuten – jeden Tag. Überleg dir, wie so eine Routine für dich aussehen könnte!

Wann und wie fällt es dir leicht, Ström-Griffe in deinen Alltag einzubauen, ohne dir zusätzlich dafür Zeit nehmen zu müssen?

Das geht eigentlich in allen Situationen, in denen du deine Hände frei hast. Ideale Ström-Momente – außer beim Aufwachen und Einschlafen – sind für mich zum Beispiel noch die Abende vor dem Fernseher oder dem Laptop. Da kann man beim Liegen auf der Couch ganz einfach etwas für seine Gesundheit tun. Oft stundenlang! Oder auch Bus-, U-Bahn-, Auto- (am Beifahrersitz!) oder Zug-Fahrten sind wunderbare Ström-Gelegenheiten. Leg einfach los!

YOGA

Meine Yoga-Liebe begann mit einer Suche. Als Jugendliche war ich Basketball-Spielerin, so richtig im Verein mit zweimal wöchentlichem Training und Turnieren am Wochenende. Als ich nach der Matura vom Land nach Wien gezogen bin, habe ich mir auch in Wien einen Basketball-Verein gesucht. Doch irgendwie war es nicht mehr das gleiche und nach nur einem Jahr in Wien war meine Basketball-Karriere zu Ende.

Danach war ich eine Suchende. Ich habe mich immer gern bewegt, aber irgendwie nicht mehr den richtigen Sport für mich gefunden. Team-Sport war mir zu umständlich – schließlich hatte ich in meinem neuen Werbe-Job lange Arbeitstage und musste auch oft am Wochenende arbeiten. Laufen ist so gar nicht meins. Schon als ich noch aktive Basketballerin mit sehr guter Kondition war, war mir Langstreckenlauf immer zuwider. Und das Fitnessstudio habe ich zwar mehrere Jahre lang bezahlt, die Anzahl meiner Besuche in der Zeit kann ich aber an einer Hand abzählen.

Dass ich dann Yoga entdeckt habe, war ein Zufall. Ok, ich glaube nicht an Zufälle, aber ich habe nicht aktiv danach gesucht. Yoga ist mir einfach passiert. Ich erinnere mich noch heute lebhaft an meine erste Klasse – im Wohnzimmer einer Arbeitskollegin, die ungefähr zur Jahrtausendwende eine Yoga-Lehrer-Ausbildung gemacht hatte. Ich weiß noch genau, wie ich mich damals gefühlt habe. Ich war fasziniert. Und glücklich. Ich konnte in dieser Stunde vollkommen meinen Kopf ausschalten, habe jede Bewegung genossen und wollte mehr.

Danach habe ich mir ein Yoga-Studio gesucht. Im Jahr 2000 war die Auswahl noch nicht so groß wie heute, und so war schnell das richtige gefunden. Dort habe ich klassisches Hatha-Yoga geübt. Anfangs einmal in der Woche, bald zweimal oder öfter. Ich musste mich nicht mehr dazu zwingen, die Sportklamotten anzuziehen, sondern sogar nach den stressigsten Arbeitstagen habe ich mich regelrecht nach der Yoga-Matte gesehnt. Yoga war – und ist heute noch – genau meins.

Yoga hat also bei mir als Sport-Ersatz begonnen. Bald aber habe ich mitbekommen, dass Yoga mehr ist als die reinen Bewegungsabläufe. Ich habe gelernt, dass das Atmen eine große Rolle spielt, mich mit Ernährung auseinandergesetzt und auch die Philosophie des Yoga hat mich immer mehr interessiert.

2007 – genau acht Monate nach meiner Endometriose-OP – habe ich in einer dreimonatigen Job-Auszeit meine erste Yoga-Lehrer-Ausbildung in Indien gemacht. Damals noch nicht, um zu unterrichten, ich wollte einfach tiefer in Yoga und das Leben als Yogi eintauchen.

In Indien habe ich begriffen, warum die Asanas – die Körperübungen im Yoga – mich von Anfang an so fasziniert haben. Denn Yoga bedeutet nichts anderes als »Einheit von Körper, Geist und Seele«. Und das ist es, was ich schon in meiner ersten Yoga-Stunde am Wohnzimmerboden meiner Arbeitskollegin gespürt habe. Ich war ganz eins mit mir selbst und ganz im Hier und Jetzt. All mein Stress, meine Hoffnungen und Befürchtungen – während der Yogastunde war alles ausgeblendet. Nur ich war da und wichtig.

Ich habe gelernt, warum Atmung und Bewegung sowohl Emotionen als auch das körperliche Wohlbefinden beeinflussen, und wie man das bewusst steuern kann.

Und ich habe das erste Mal in ein Weltbild hineinschnuppern können, das sich mir Jahre später durch das Impuls-Strömen vollkommen erschlossen hat. Ich habe damals, in diesen drei Monaten in Indien, begonnen, mich auf mich selbst zu konzentrieren, auf meine Wünsche und Bedürfnisse. Yoga war mein erster Schritt hin zu einem neuen, erfüllteren Leben.

In diesem Buch möchte ich dir aber nicht allzu viel Theoretisches über Yoga erzählen, sondern ich möchte dir vor allem eine praktische Anleitung geben, Yoga in deinen Alltag mit Endometriose zu integrieren und davon sowohl körperlich als auch emotional zu profitieren. Nur so viel zur Theorie: Yoga ist mehr als die Körperübungen, die landläufig bekannt sind. Yoga umfasst fünf Haupt-Prinzipien:

1. *Asanas – Körperübungen*

   Der Bewegungs-Teil im Yoga ist dazu da, den Kreislauf zu stärken und den Körper kräftig und beweglich zu machen, bzw. bis ins hohe Alter zu erhalten. Asanas sind für mich bewegte Meditation und Achtsamkeit nach innen. Bei den Übungen geht es nie darum, etwas zu erreichen, eine Pose zu »schaffen«, sondern immer nur ums Tun an sich.

2. *Pranayama – richtige Atmung und Atemübungen*

Atmen ist Leben. Und obwohl wir Menschen am Tag über zwanzigtausend Atemzüge nehmen, atmen wir die meiste Zeit falsch. Im Yoga lernt man, richtig zu atmen und durch gezielte Atemübungen mehr Energie im Körper freizusetzen.

3. *Savasana – Entspannung*

Im Anspannen sind wir alle große Meister. Die alltäglichen Herausforderungen des Lebens führen dazu, dass wir körperlich und geistig immer mehr anspannen. Irgendwann verlernt der Körper dadurch loszulassen. Im Yoga wird großes Augenmerk darauf gelegt, das Entspannen – und damit das körperliche und geistige Regenieren – wieder zu lernen.

4. *Vegetarische Ernährung*

Schon der Volksmund sagt: »Du bist, was du isst.« Nahrung gibt dem Körper Treibstoff, deswegen ist natürlich wichtig, was wir an Nahrungsmitteln zu uns nehmen. Die yogische Ernährungsweise, die ich in meinen Ausbildungen kennengelernt habe, ist laktovegetarisch – also vegetarisch mit Milchprodukten. Kein Fleisch, kein Fisch, keine Eier. Das hat im Yoga vor allem auch den Hintergrund der Gewaltlosigkeit (Ahimsa).

5. *Positives Denken und Meditation*

»Glaub nicht alles, was du denkst!«, hat einmal jemand zu mir gesagt. Genau darum geht es bei diesem fünften Yoga-Prinzip. Wer in der

Meditation lernt, die Gedanken zu kontrollieren, wird auch im Alltag zunehmend beeinflussen können, was einem durch den Kopf geht. Und dass unsere Gedanken eine Auswirkung darauf haben, wie wir uns fühlen, ist selbsterklärend.

Obwohl in diesem Buch etwas von allen fünf Yoga-Prinzipien vorkommt, möchte ich mich hier im praktischen Teil auf die ersten drei konzentrieren. Sie sind es, die mir bei Regel-Beschwerden wie Schmerzen, Krämpfen und allgemeinem Unwohlsein immer am unmittelbarsten helfen.

Trotzdem ist es sinnvoll, mit dem Üben nicht auf die Menstruation und damit einhergehende Beschwerden zu warten. Eine regelmäßige Yoga-Routine ist sinnvoll, und jeden Tag zehn Minuten zu praktizieren, bringt mehr als einmal die Woche eine Stunde oder länger.

Überhaupt kann ich dir nur empfehlen, möglichst viele dieser Übungen in deinen Alltag zu integrieren. Wie das am leichtesten geht, findest du direkt in der Anleitung bei einigen Übungen. Und um die Asanas, also die Körperübungen, auszuführen, brauchst du nur ein bisschen Platz, eine Yogamatte und bequeme Kleidung. Tatsächlich brauchst du für die von mir hier zusammengestellten Übungen und Yoga-Stellungen nicht einmal eine Yoga-Matte. Zum Beginnen tut es auch der Teppich, der vielleicht sowieso bei dir zuhause liegt.

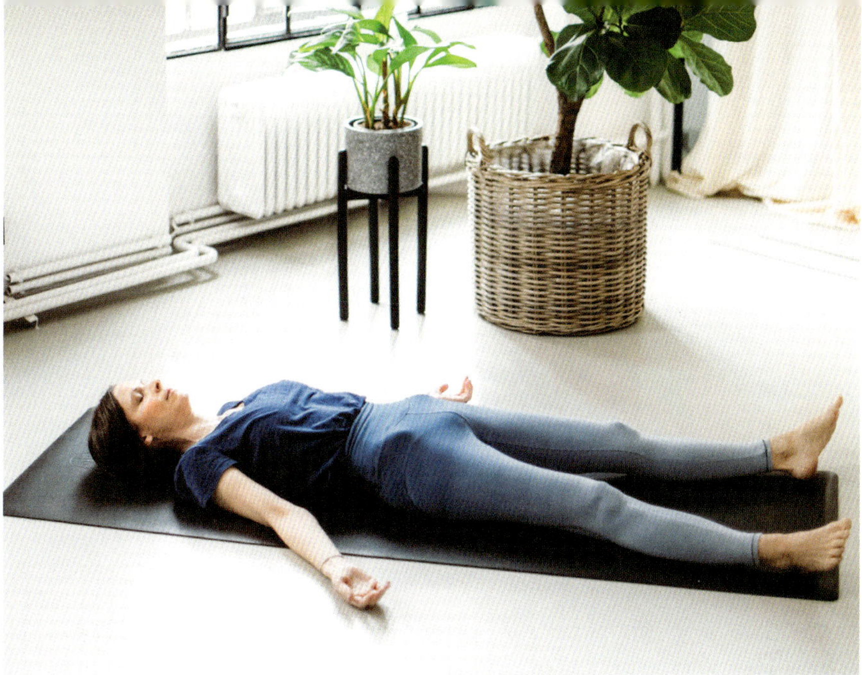

Savasana

Leg dich auf den Rücken, die Beine leicht gespreizt – die Füße ungefähr hüftbreit. Lass deine Zehen locker nach außen fallen. Die Arme sind leicht zur Seite gestreckt, die Hände ungefähr zehn bis fünfzehn Zentimeter neben dem Körper. Die Handflächen zeigen nach oben. Falls sich das nicht angenehm anfühlt, platziere deine Hände so, wie es am bequemsten ist. Achte darauf, dass deine Schultern nicht zu den Ohren gezogen und die Schulterblätter ganz auf der Matte abgelegt sind.

Wenn es für deinen Rücken angenehmer ist, kannst du eine zusammengerollte Decke unter die Knie legen. Solltest du in Savasana Kreuzschmerzen bekommen, kannst du die Beine auch bequem aufstellen und die Knie locker aneinander lehnen.

Savasana bedeutet aus dem Sanskrit übersetzt »Totenstellung« und ist die wichtigste Übung im Yoga. In Savasana kann man das Loslassen trainieren. Sei entspannt, aber aufmerksam. Achte auf deine Atmung, aber greife nicht ein. Beobachte das Ein und Aus, das Auf und Ab. Spüre in deinen Körper hinein. Fühlst du irgendwo Spannungen? Dann richte deine Aufmerksamkeit für ein paar Augenblicke auf diese Körperstelle und lass bewusst los. Savasana praktiziere ich am Beginn meiner Yoga-Praxis, um abzuschalten, mich zu sammeln und einzustimmen. Außerdem ist es für mich das ideale Ende jeder Yoga-Einheit. So lasse ich noch einmal alle Muskeln locker, nehme bewusst meinen Atem wahr und lasse die Einheit ausklingen. Savasana eignet sich aber auch ideal als kurze Entspannung zwischen den einzelnen Yoga-Stellungen, damit der Körper wieder zur Ruhe kommen und die verschiedenen Körperübungen nachwirken können.

Bleib zu Beginn und Ende der Yoga-Praxis etwa fünf bis zehn Minuten in Savasana. Als Zwischenentspannung reichen eine halbe bis eine Minute. Du kannst aber auch länger entspannen, wenn dir danach ist, oder überhaupt nur Savasana üben. Savasana kann man auch wunderbar in den Alltag integrieren, zum Beispiel zum Runterkommen nach der Arbeit auf der Couch oder zum besseren Einschlafen im Bett.

Ich liebe die geführte Tiefenentspannung am Ende meiner Yoga-Stunden. Wenn du auch in den Genuss kommen möchtest, dann besuch meine Website. Auf *www.studio-ich.at/savasana* kannst du dir mit dem Passwort ENDOMETRIOSE eine Audiodatei herunterladen – mit einer Savasana-Anleitung von mir für dich.

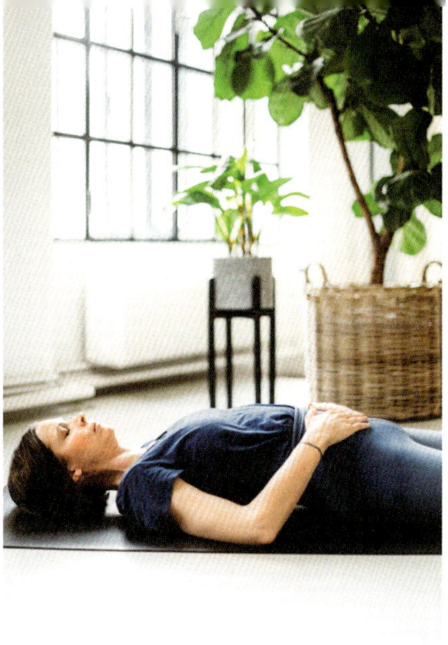

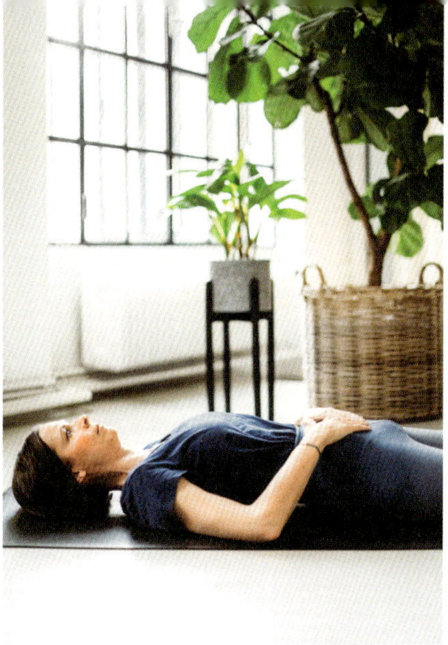

Bauchatmung

Bleib in Savasana und leg deine Hände locker auf den Unterbauch. Konzentriere dich beim Atmen auf diesen Bereich zwischen Nabel und Schambein und versuche gedanklich, beim Einatmen alle Luft genau dort hinzuschieben. Atme nun durch die Nase ein, hebe dabei ganz bewusst die Bauchdecke nach oben. Dann atme wieder durch die Nase aus, dabei senkt sich die Bauchdecke wieder ganz automatisch ab.

Nimm lange, ruhige und gleichmäßige Atemzüge – zu Beginn etwa drei Sekunden lang einatmen und drei Sekunden lang ausatmen. Wenn du dich an diese Art zu atmen gewöhnt hast, kannst du die Atemintervalle verlängern und bis zu acht Sekunden lang einatmen und acht Sekunden lang ausatmen.

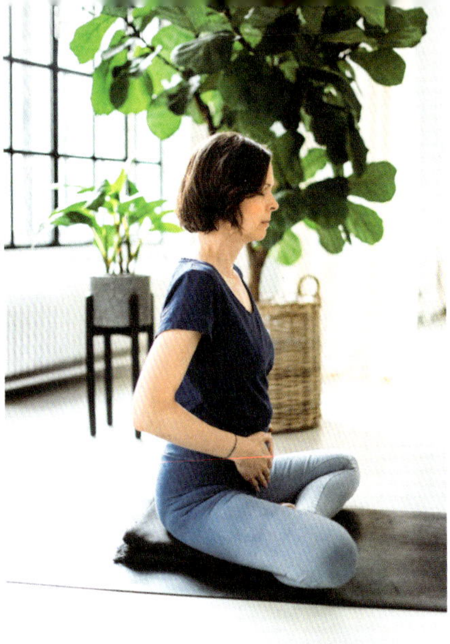
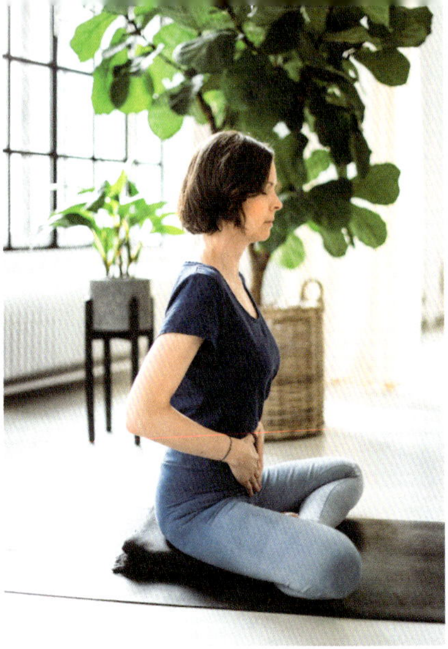

Sobald du merkst, dass du dich an die Bauchatmung im Liegen gewöhnt hast, übe die nächsten Male im Sitzen. Das ist schwieriger, weil die Schwerkraft bei der Bewegung des Bauches nicht mehr hilft. Setz dich bequem in den Schneidersitz (es kann angenehm sein, das Gesäß mit einem Kissen oder einer gefalteten Decke zu erhöhen), leg wieder die Hände auf den Unterbauch und lass erst mal deine Bauchmuskeln los. Das fühlt sich für uns Frauen manchmal eigenartig an, weil wir es gewohnt sind, den Bauch einzuziehen, um schlanker auszusehen. Lass jetzt den Bauch bitte einfach raushängen! Atme – wie du es aus der Rückenlage kennst – in den Unterbauch ein, der Bauch bläht sich auf. Beim Ausatmen ziehe die Bauchdecke ganz bewusst nach hinten – Nabel in Richtung Wirbelsäule! Übe auch hier so lange, bis sich die Bauchatmung im Sitzen ganz natürlich anfühlt. Und übe dann im Stehen weiter!

Praktiziere die Bauchatmung für jeweils ungefähr fünf Minuten und mach dann mit der nächsten Yoga-Übung weiter. Sehr hilfreich ist auch, nicht nur auf der Yoga-Matte zu üben, sondern die Bauchatmung in den Alltag zu integrieren. Nimm dir während der Arbeit, in der U-Bahn, vor dem Fernseher oder wann immer du daran denkst ein paar Minuten Zeit, bewusst in den Bauch zu atmen. Für mich fühlt sich das vor allem morgens besonders angenehm an.

Warum ist es so wichtig, in den Bauch zu atmen? Weiter oben habe ich schon erwähnt, dass es ganz leicht passiert, und ganz häufig vorkommt, dass wir falsch atmen. Mit »falsch« meine ich flach, viel zu flach. Durch diese flache »Brustatmung« kommt viel zu wenig Sauerstoff ins System, die Atmung wird immer schneller und hektischer, versorgt den Körper aber unzureichend. Und der unbewegte Bauchraum verspannt immer mehr. Besonders in Stress-Situationen neigen wir zum flachen Atmen.

Beginnt man aber, bewusst tief in den Bauch zu atmen, werden die Atemzüge länger, die Sauerstoff-Aufnahme größer, die Atmung ruhiger, und man entspannt dabei mental und körperlich. Der größte Vorteil allerdings, den man als Endometriose-Betroffene von tiefer Bauchatmung hat, ist die Massagewirkung, die diese Atemtechnik auf die inneren Organe hat. Bei jeder Einatmung wird das Zwerchfell nach unten geschoben, bei jeder Ausatmung die Bauchdecke nach hinten. Mach diese Bauch-Bewegung also so extrem du kannst! Dadurch lösen sich nicht nur schmerzbedingte Verspannungen im Bauch, sondern auch Verklebungen und etwaige OP-bedingte Verwachsungen werden massiert und gelockert. Bei mir verursacht das Bauchatmen – vor allem im Stehen – oft ein lautes Gluckern, das sich sehr angenehm anfühlt.

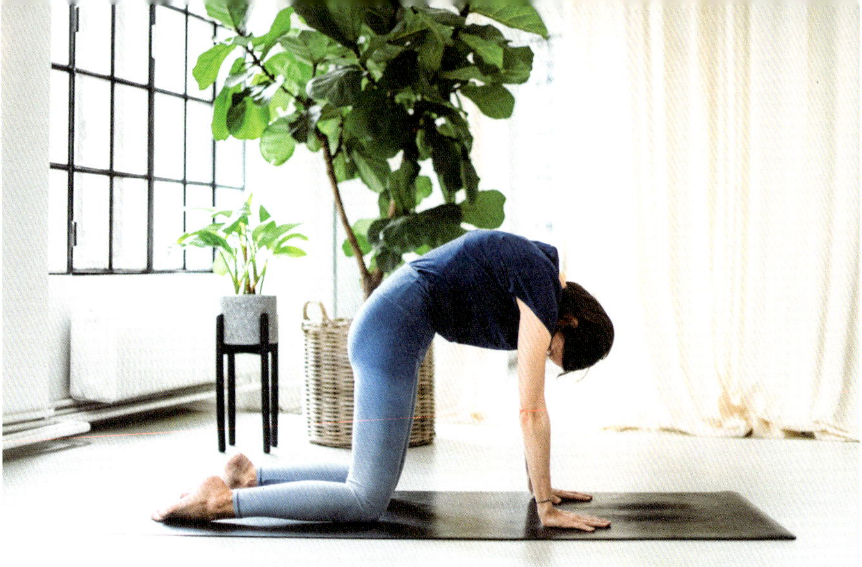

Katze / Kuh

Komm nun in den Vierfüßlerstand auf Knie und Hände. Achte darauf, dass deine Knie genau unter den Hüften und deine Hände genau unter den Schultern sind. Sei dir der vier Eckpunkte deines Rumpfes bewusst – nimm beide Schultern und beide Hüftseiten wahr, und lass das Rechteck, das diese vier Punkte bilden, auf sanfte Weise so groß wie möglich werden. Wichtig: Schultern weg von den Ohren!

Geh nun in die Katze, indem du einen Rundrücken machst. Beuge deine Wirbelsäule dabei so stark wie möglich - vom Steißbein bis zum Nacken – zieh auch das Kinn in Richtung Brustbein.

Dann geh langsam in die Kuh. Lass deinen Rücken sanft durchhängen, streck dein Gesäß so weit wie möglich nach oben, ohne die Knie von der Matte zu heben. Leg deinen Kopf sanft in den Nacken und lass die Schultern nach wie vor weg von den Ohren.

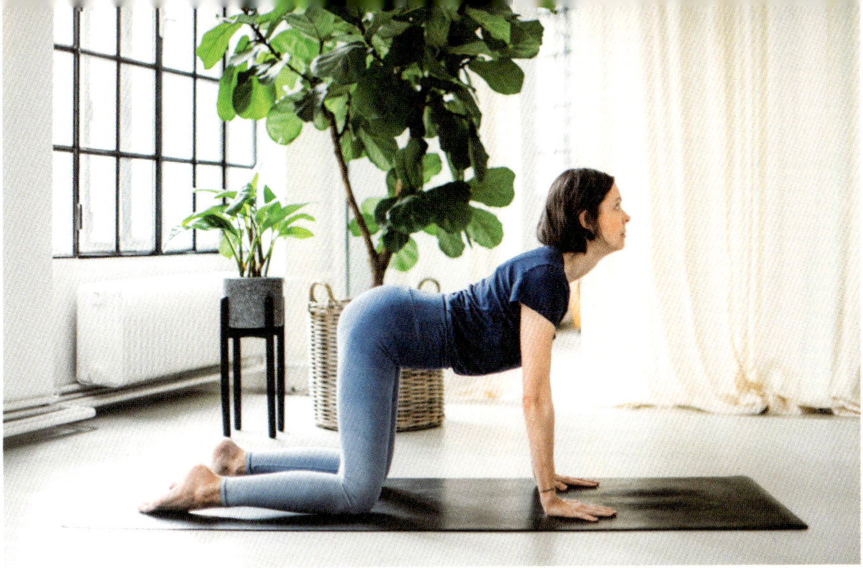

Verweile zu Beginn jeweils ein paar Atemzüge in Katze und Kuh. Koordiniere dann deine Bewegungen zur Atmung – einatmen: Katze, ausatmen: Kuh. Nach zehn Wiederholungen geh in eine neutrale Position, nimm ein paar Atemzüge ohne Bewegung und variiere dann – einatmen: Kuh, ausatmen: Katze. Und übrigens: während der Yoga-Übungen wird immer durch die Nase geatmet!

Zum Abschluss halte deinen Rücken wieder in neutraler Position und lass dein Becken sanft kreisen – fünfmal zur einen und fünfmal zur anderen Seite.

Die bewegte Asana Katze / Kuh wärmt Wirbelsäule und Oberkörper auf, das abschließende Kreisen aktiviert Bauch, Becken und Gesäß. Für mich der ideale Start in jede Yoga-Praxis oder auch alleinstehend eine wunderbar sanfte Aktivierungs- und Lockerungs-Übung während der Regelblutung.

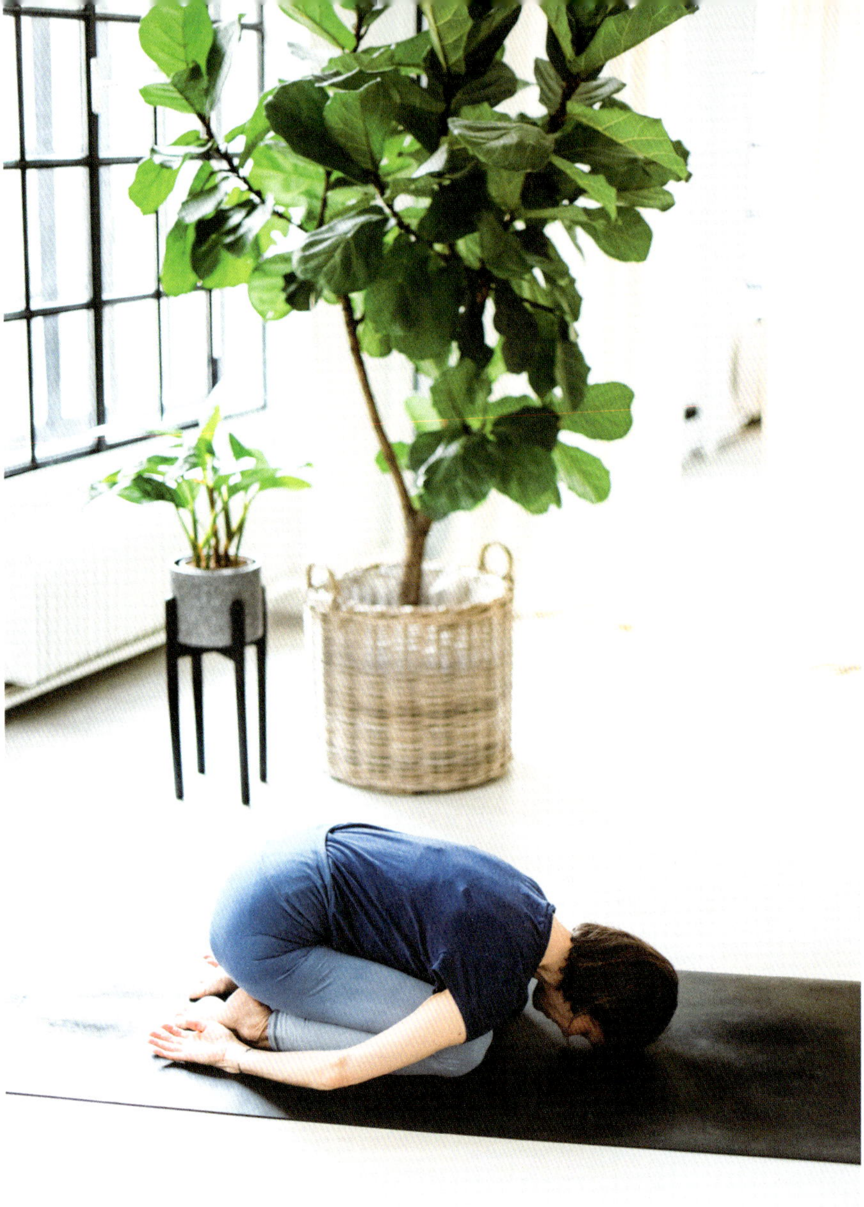

Stellung des Kindes

Setz dich nun aus dem Vierfüßlerstand nach hinten auf die Fersen, leg deinen Körper auf den Beinen ab und lass den Kopf vorne auf die Matte sinken. Die Arme leg locker und entspannt neben den Körper.

Die Stellung des Kindes ist wie Savasana eine Entspannungs-Haltung und soll sich entsprechend bequem anfühlen. Ist sie es nicht, kannst du zum Beispiel die Knie weiter auseinandernehmen. Wenn du Schwierigkeiten damit hast, dein Gesäß auf den Fersen abzusetzen, leg dir eine Decke oder ein Kissen dazwischen. Und wenn du den Kopf nicht auf der Matte ablegen kannst, nimm einen Yoga-Block, ein Kissen, eine zusammengerollte Decke oder einfach deine Fäuste zur Hilfe.

Achte in dieser Körperübung darauf, dass alle deine Muskeln entspannt sind. Atme tief in den Bauch und wenn du merkst, dass du irgendwo anspannst, lass mit jeder Ausatmung dort ganz bewusst los.

Ich begebe mich vor allem während meiner Menstruation gern in die Stellung des Kindes. Der Beckenboden entspannt sich und die Muskulatur des unteren Rückens wird sanft gedehnt. Durch tiefe Bauchatmung werden außerdem die Bauchorgane sanft massiert. Bleib zwei bis drei Minuten in der Stellung, und mach dann mit der nächsten Asana weiter.

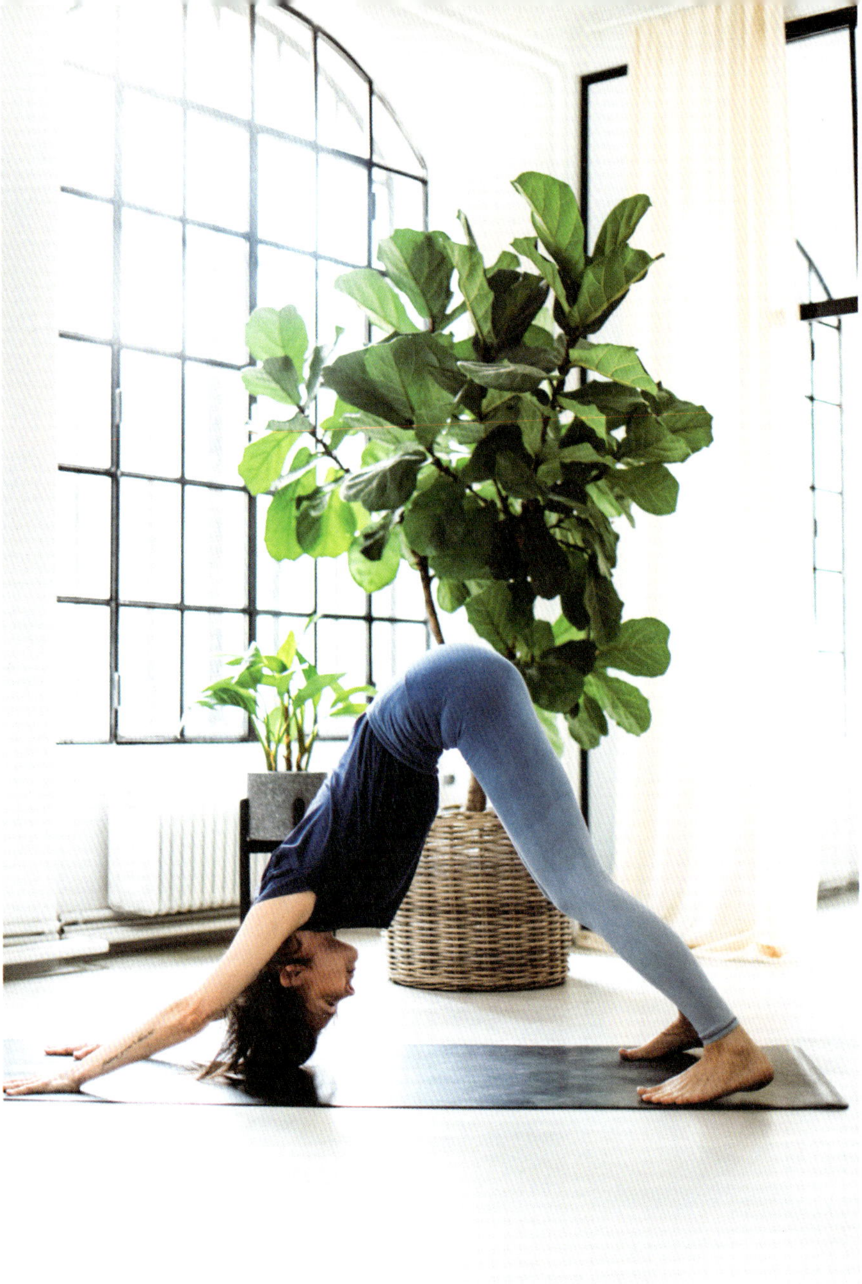

Herabschauender Hund

Komm wieder in den Vierfüßlerstand, stell die Zehen auf, heb die Knie vom Boden und streck dein Gesäß hoch. Drücke deine Hände (vor allem die Zeigefinger) stark in die Matte und strecke die Wirbelsäule lang, bis Arme und Oberkörper eine gerade Ebene bilden. Schieb nun deine Gesäßknochen so hoch wie möglich. Die Knie können leicht gebeugt, deine Fersen von der Matte abgehoben sein. Auch im Herabschauenden Hund gilt: Schultern weg von den Ohren!

Nimm tiefe Atemzüge im Herabschauenden Hund und genieß die Dehnung und Kräftigung der Arme und Schultern. Auch die Rückseite der Beine wird angenehm langgedehnt, was besonders wichtig ist, wenn man viel sitzt. Die Dehnung der Beine kann man noch intensivieren, indem man Schritt-Bewegungen macht, also die Fersen abwechselnd und gegengleich vom Boden abhebt und zu Boden drückt.

Der Herabschauende Hund ist eine komplexe Yoga-Stellung, die die Arme kräftigt und die Schultern und Rückseite der Beine dehnt. Das löst Angstgefühle, richtet die Aufmerksamkeit nach innen und bringt dich wieder besser in Fluss. Die leichte Umkehrstellung (dein Gesäß ist in der Asana höher als dein Herz) aktiviert aber auch den Kreislauf und entlastet und entspannt durch die Umkehrung der Schwerkraft den Bauch und den Beckenboden.

Bleib zu Beginn drei bis fünf Atemzüge im Herabschauenden Hund. Je kräftiger du wirst, desto länger kannst du diese Asana genießen. Wenn ich Lust habe, bleibe ich bis zu einer Minute im Herabschauenden Hund. Entspanne danach am besten in der Stellung des Kindes.

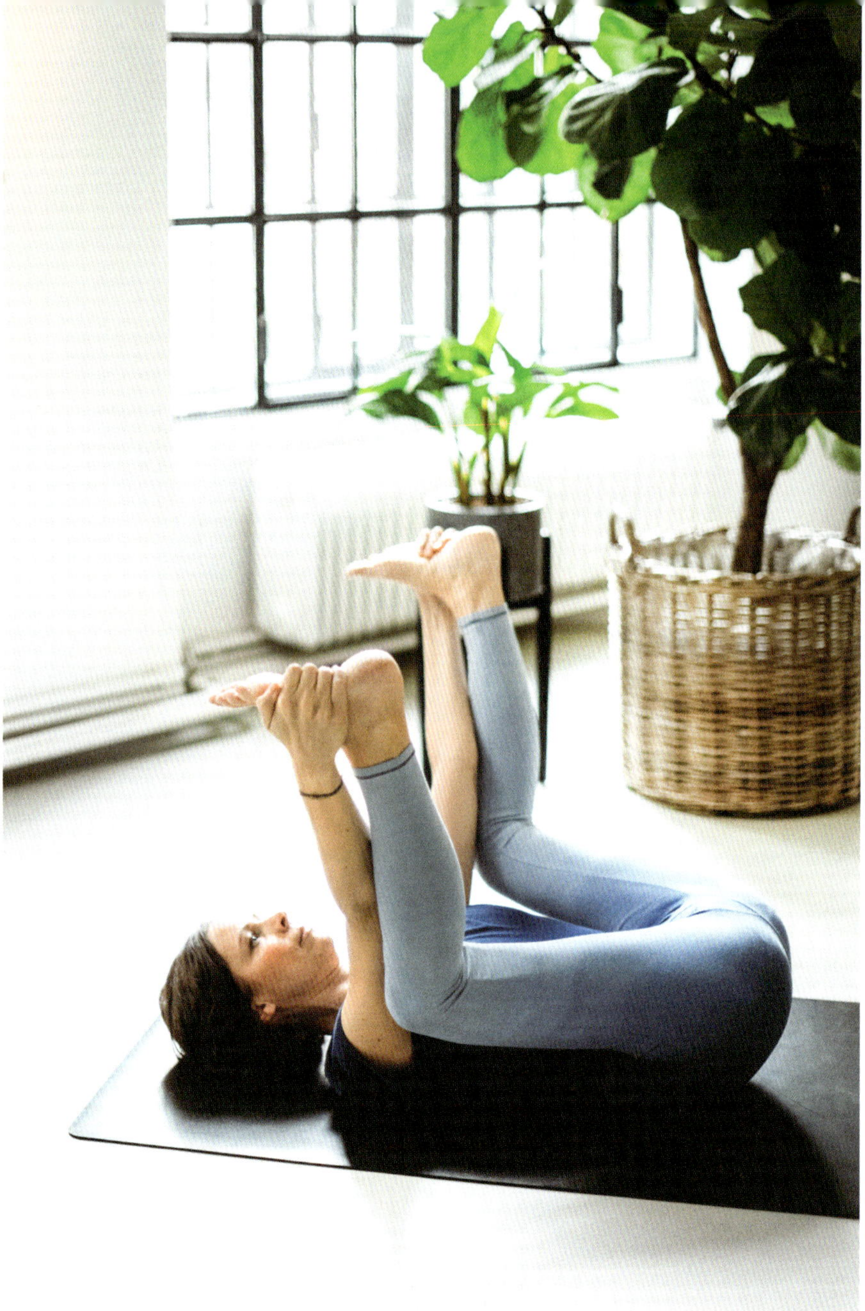

Happy Baby

Leg dich nun auf den Rücken. Winkle deine Beine so an, dass deine Fußsohlen zur Decke zeigen. Greife nun mit den Händen die Außenseite deiner Füße, wobei die Arme innerhalb der Knie bleiben. Zieh nun mit deinen Händen die Füße ganz sanft nach unten und außen, und atme ruhig und tief.

Happy Baby dehnt die Innen- und Rückseiten der Oberschenkel, die Leisten, den unteren Rücken und das Gesäß. In dieser Stellung wird die Hüfte geöffnet und das Steißbein entspannt. Tiefe und entspannte Atmung lockert den Bauchraum und entlastet den unteren Rücken.

Bleib ein paar Atemzüge oder bis zu einer Minute in Happy Baby – solange du es angenehm findest. Entspanne danach in Savasana.

Schulterstand

Schließ nun deine Beine, winkle sie an und heb Beine und Gesäß vom Boden. Heb in einer ruhigen, fließenden Bewegung auch den Oberkörper von der Matte, unterstütz deinen Rücken mit den Händen und streck die Beine in Richtung Zimmerdecke. Atme tief in den Bauch und beobachte das Auf und Ab deiner Bauchdecke in dieser Umkehrhaltung.

Im Schulterstand wird die Schwerkraft im Körper umgekehrt – alle Organe hängen sozusagen nach oben. Das fühlt sich zwar ungewohnt, aber auch sehr angenehm an. Haltebänder, Faszien, Verklebungen und Verwachsungen werden so gedehnt, gelockert und gelöst.

Außerdem hat es im Schulterstand das Blut ganz leicht, zum Herzen zurückzufließen. Das ist gut für den Kreislauf, massiert das Herz und wirkt entlastend auf die Venen. Das ist herrlich, wenn du schwere Beine hast.

Zum Auflösen dieser Asana senk deine gestreckten Beine leicht in Richtung Kopf, leg die Arme auf die Matte und roll vorsichtig und kontrolliert aus dem Schulterstand heraus. Benutz deine Hände auf der Matte als Bremsen, keine ruckartigen Bewegungen!

Achten sollte man im Schulterstand außerdem darauf, dass der Nacken nicht zu sehr beansprucht wird. Bleib anfangs nur ein paar Atemzüge in der Asana und steigere ganz langsam. Wenn du Probleme mit den Bandscheiben im Nacken-Bereich hast, lass den Schulterstand überhaupt lieber aus. Auch ein hoher Augendruck oder eine verstopfte Nase sind Gegenanzeigen für diese Stellung.

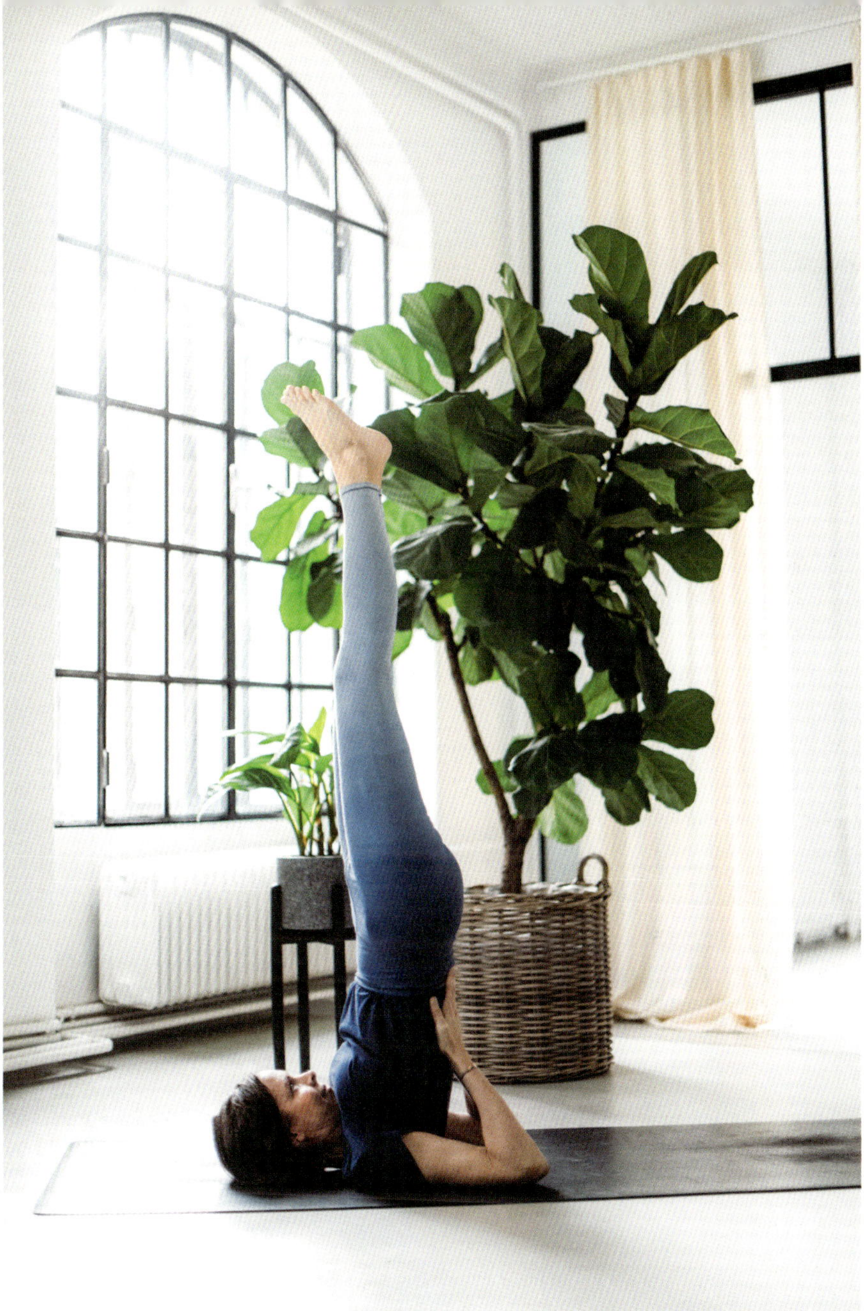

Man hört zudem immer wieder, dass Umkehrhaltungen wie der Schulterstand während der Menstruation viermieden werden sollen. Das kommt daher, dass die Yogis von einem abwärts fließenden Energieniveau während der Periode ausgehen, das nicht gestört werden soll. Öfter habe ich auch schon gelesen, dass Umkehrhaltungen die retrograde Menstruation fördern sollen, was ja eine Theorie der Schulmedizin für die Entstehung von Endometriose ist.

Ich persönlich halte nicht viel von diesen Mythen und Vorschriften. Das Menstruationsblut wird durch Muskelkontraktionen der Gebärmutter aus dem Körper befördert und nicht durch die Schwerkraft. Deswegen mache ich den Schulterstand auch während ich menstruiere, wenn mir danach ist. Und mir ist ganz oft danach, weil ich vor allem während der ersten, stärkeren Tage meistens das Gefühl habe, in meinem Bauch zieht alles extrem stark und unangenehm nach unten. Die Organe durch die Umkehrung der Schwerkraft nach oben hängen zu lassen ist meistens sehr angenehm. Aber probier es einfach aus! Das wichtigste ist, dass du auf die Bedürfnisse deines Körpers hörst und ihnen – gerade beim Yoga – nachgibst. Du fühlst dich nicht danach? Dann lass den Schulterstand während der Menstruation einfach weg.

Hast du den Schulterstand gemacht, umgreife danach in Rückenlage beide Knie und ziehe sie zum Brustkorb. Dabei kannst du leicht schaukeln, wenn du magst. Das entlastet die Rückenmuskeln, die im Schulterstand ziemlich beansprucht werden. Danach entspanne in Savasana.

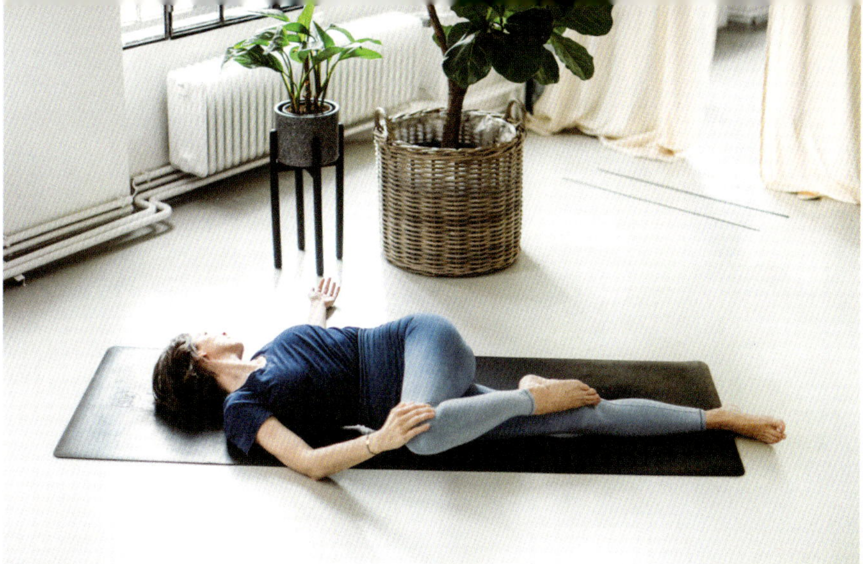

Korkenzieher

Wir machen in Rückenlage weiter. Stell deinen linken Fuß aufs rechte Knie. Greif mit deiner rechten Hand zum linken Knie und führe es in einer sanften Bewegung in Richtung Boden. Deine Wirbelsäule dreht sich dabei. Um diese Drehbewegung noch zu intensivieren, strecke deinen linken Arm nach links aus und drehe auch den Kopf nach links. Achte darauf, dass du nur so weit in die Drehbewegung gehst, dass beide Schultern noch auf der Matte bleiben. Bleib ein paar Atemzüge in der Stellung, dann komm langsam heraus und praktiziere die Asana auf der anderen Seite.

Der Korkenzieher ist wohltuend für den Rücken und kann blockierte Wirbel lösen. Zudem werden die Seiten des Bauches gedehnt und durch die Drehung im Bauch wird die Verdauung harmonisiert. Übe jede Seite so lange es für dich angenehm ist und entspanne danach in Savasana.

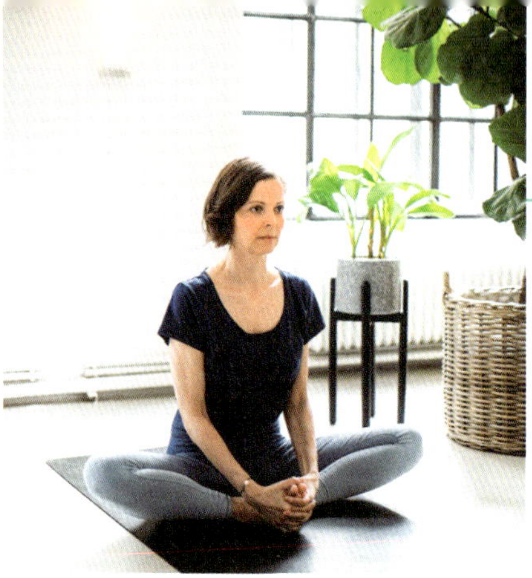

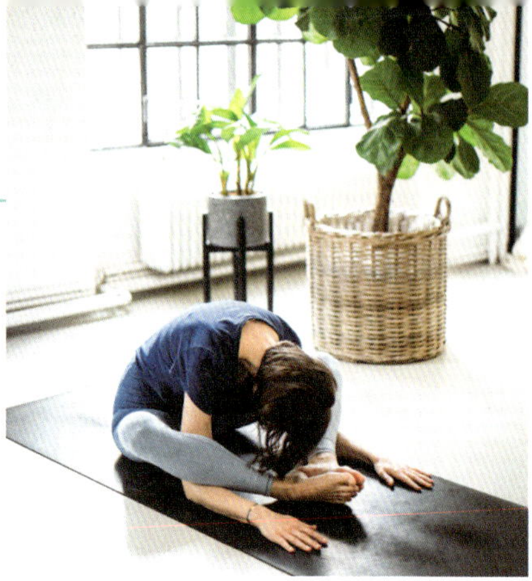

Schmetterling

Setz dich nun langsam auf und leg deine Fußsohlen aneinander. Zieh deine Füße so nah ans Gesäß wie möglich, achte dabei aber darauf, dass dein Rücken ganz gerade und aufrecht bleibt. Beginne nun ganz sanft mit den Knien auf und ab zu wippen wie ein Schmetterling. Nach etwa fünfzehn »Flügelschlägen« halte kurz inne und lehne deinen aufrechten Oberkörper nach vorne. Dadurch intensiviert sich die Dehnung an den Innenseiten der Beine und in den Hüften. Richte dich nach ein paar Atemzügen wieder auf und wiederhole das Flügelschlagen.

Zum Abschluss der Asana schieb deine Füße wieder ein Stück von dir weg, sodass du bequem sitzt. Runde deinen Rücken und beug dich langsam so weit nach vorne wie möglich. Wenn du magst, kannst du deine Unterarme unter den Beinen auf der Matte ablegen. Bleib nun bis zu einer Minute in der Stellung und atme gleichmäßig.

Der Schmetterling öffnet die Hüften, dehnt die Innenseiten der Oberschenkel und den unteren Rücken. Nach dieser Asana habe ich oft das Gefühl, dass meine Becken-Organe mehr Platz haben. Entspanne danach in Savasana oder der Stellung des Kindes.

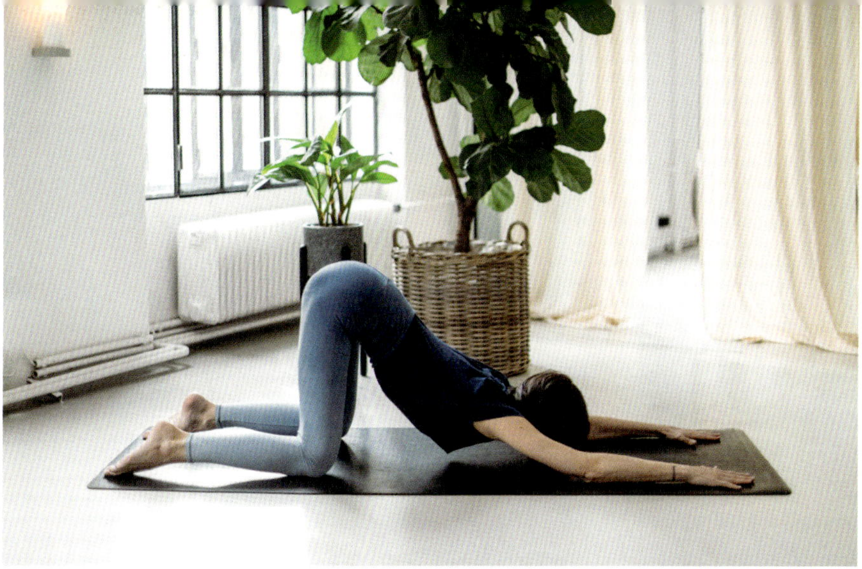

Öffnende Herzstellung

Beginne wieder im Vierfüßlerstand. Wandere mit deinen Händen immer weiter nach vorne, bis deine Stirn die Matte berührt, deine Wirbelsäule gestreckt und der Rücken sanft nach hinten gebogen ist. Achte darauf, dass dein Gesäß bei der Stellung nicht nach hinten kippt. Deine Oberschenkel sollen senkrecht zur Matte stehen.

Geh so weit in die Stellung hinein, wie es sich für dich gut anfühlt. Das kann sehr herausfordernd sein. Wenn deine Arme anfangs noch nicht genug gedehnt sind, kannst du die Ellenbogen auch anwinkeln und deine Stirn auf die Hände legen.

Je öfter du übst, desto weiter werden deine Hände nach vorne wandern können, vielleicht möchtest du irgendwann statt der Stirn auch das Kinn auf der Matte ablegen. Fordere dich aber nicht zu sehr, sondern übe sanft. Der Fortschritt kommt ganz von allein. Und auch wenn du in dieser Stellung dein Kinn niemals auf die Matte bekommst, ist das in Ordnung. Es geht nicht darum, etwas zu schaffen, sondern nur darum, von der wohltuenden Wirkung der Asana zu profitieren.

In der Öffnenden Herzstellung kann man den Beckenboden vollkommen entspannen. Richte deine Aufmerksamkeit während des Übens bewusst auf diese Stelle zwischen deinen Beinen und lass los. Die leichte Umkehrstellung ist auch wohltuend für die Bauchorgane, weil sie in der Asana sanft nach oben gezogen werden. Die Öffnende Herzstellung öffnet, wie der Name schon sagt, den Herzbereich, was gemeinsam mit der starken Dehnung der Arme die Energie-Bahnen aktiviert, die Verbindung fördert und Traurigkeit löst.

Bleibe anfangs fünf bis zehn Atemzüge in dieser Stellung. Praktizierst du schon länger, kannst du bis zu einer Minute in der Öffnenden Herzstellung verweilen. Komm am Ende kontrolliert aus der Asana heraus und entspanne in der Stellung des Kindes.

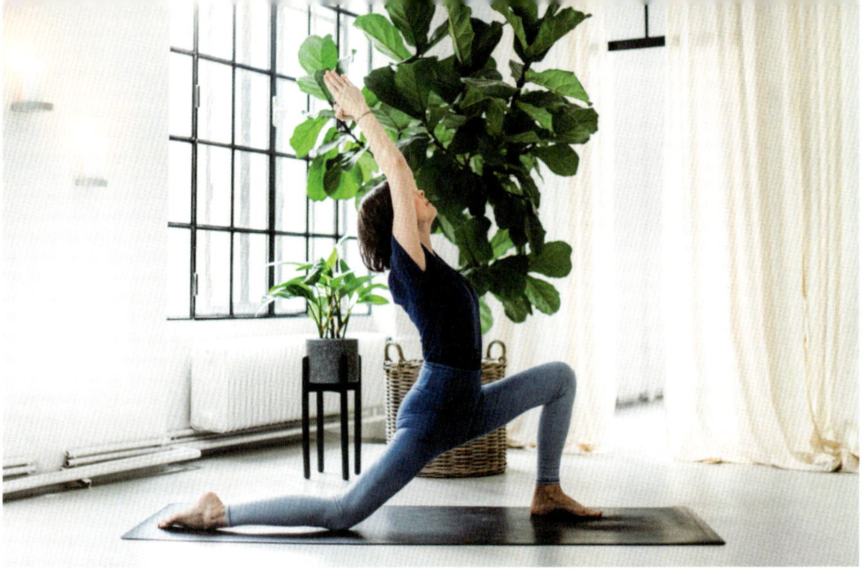

Halbmond

Begib dich wieder in den Vierfüßlerstand. Dann steig mit deinem linken Fuß nach vorne zwischen die Hände. Finde die Balance und richte dann deinen Oberkörper auf. Streck die Arme so weit du kannst über den Kopf und nach hinten und beug auch deinen Oberkörper leicht nach hinten. Dein Gesäß lass dabei Richtung Matte absinken. Bleib ein paar Atemzüge im Halbmond und wechsle dann die Seite. Du kannst zwischen den beiden Seiten auch in der Stellung des Kindes entspannen oder zum Ausgleich in den Herabschauenden Hund gehen.

Der Halbmond bringt Weite ins Becken, dehnt das Gesäß und die Vorderseite der Oberschenkel. Außerdem wird die Vorderseite des Rumpfes lang und die Wirbelsäule nach hinten gedehnt. Die Arme und Schultern werden aktiviert. Der Halbmond hilft dabei, die innere Stärke zu spüren und Stabilität zu gewinnen. Entspanne danach in der Stellung des Kindes oder in Savasana.

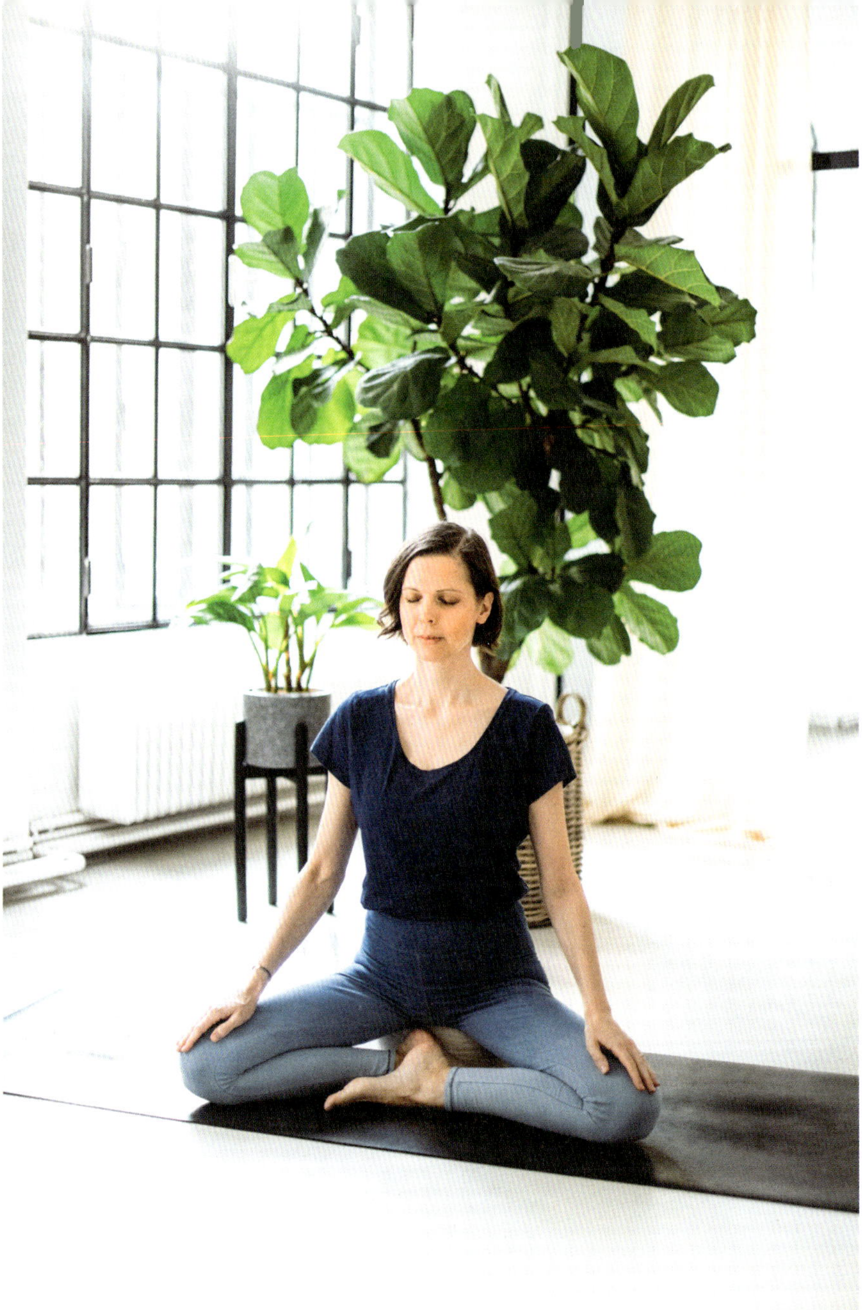

Kleine Meditation

Zum Abschluss deiner Yogapraxis kannst du dich in Savasana begeben. Oder du hängst eine kleine Abschluss-Meditation an. Dazu setz dich bequem in den Schneidersitz, wenn du magst, kannst du dein Gesäß mit einem Kissen erhöhen. Leg die Hände locker auf den Oberschenkeln ab, richte deinen Oberkörper auf und schließ die Augen.

Richte deine Aufmerksamkeit nun auf deinen Atem. Greif nicht regulierend ein, sondern beobachte nur. Wo kannst du deinen Atem überall spüren? An der Nasenspitze? An den Innenseiten der Nasenflügel? In der Kehle? Im Bauch? Spür nach!

Bleib mit deiner Aufmerksamkeit beim Atem. Wenn deine Gedanken beginnen, abzuschweifen, bemerke es. Beobachte den Gedanken, der dir gerade durch den Kopf geht, und lass ihn dann friedlich weiterziehen. Kehr mit deiner Aufmerksamkeit immer wieder zurück zur Atmung. Bleib etwa fünf bis zehn Minuten auf diese Art in der Stille sitzen, beobachte deine Gedanken und lenke deine Aufmerksamkeit immer wieder sanft zurück zur Atmung.

Ich liebe es, zu meditieren, denn für mich ist das wie eine kleine Auszeit. Ich genieße die Stille und bin erstaunt über die Gedanken und Gefühle, die hochkommen. Beim Meditieren hat alles Platz, alles darf sein. Ich darf sein. Einfach sein. Das Nichts-Tun entspannt den Geist und regt die Kreativität an. Vor allem die Zeit der Menstruation, in der wir Frauen sowieso vermehrt Lust auf Innenschau haben, eignet sich hervorragend zum Meditieren.

Spür in deinen Körper hinein und werde neugierig. Vielleicht hast du ja gerade während der Meditation ein Aha-Erlebnis und verstehst, was dir dein

Körper mit der Endometriose genau sagen will. Einige der erstaunlichsten Erkenntnisse und besten Ideen hatte ich während des Meditierens.

Zum Beginnen reichen ein paar Minuten Ruhe und Innenschau. Aber wenn du wie ich Gefallen am Meditieren findest, kannst du dieses »Sitzen« bis auf eine Stunde und länger ausdehnen. Ich stelle mir dann zur Sicherheit einen Wecker, damit ich nicht dauernd darüber nachdenken muss, wie lange ich jetzt schon meditiere.

Nach der Meditation kannst du noch einmal für ein paar Minuten in Savasana verbringen, um den Rücken und die Beine zu entspannen.

i

Durch Endometriose an sich, aber auch durch Endometriose-Operationen entstehen Verklebungen und Verwachsungen im Bauch. Dadurch werden die Bauchorgane in ihrer Beweglichkeit eingeschränkt, der Bauch verkrampft immer mehr. Meine Physiotherapeutin hat mir daher dazu geraten, meinen Bauch selbst zu massieren, mit leichtem Druck im Uhrzeigersinn.

Besonders angenehm ist diese Bauchmassage auch, wenn ich Verdauungs-Probleme habe und mein Darm verkrampft ist. Dazu verwende ich am liebsten ein Massageöl aus schmerzlindernden, entkrampfenden und verdauungsregulierenden ätherischen Ölen wie Copaiba, Kardamom, Ingwer, Anis, Fenchel und Rosa Pfeffer in einem Träger wie Kokos- oder Mandel-Öl.

Für mich ist Yoga die ideale Art der Bewegung, wenn man Endometriose hat. Im Yoga bewegt man sich sanft, die Atmung spielt eine große Rolle, und es geht nur um einen selbst und das Sein und Tun. Im Yoga gibt es keinen Wettkampf, kein Ziel und keinen Maßstab. Die Konzentration geht nach innen, der Kopf wird leer.

Für die Asanas gilt das gleiche wie für die Griffe aus dem Impuls-Strömen: Warte nicht darauf, dass sich deine Endometriose-Beschwerden einstellen, sondern übe regelmäßig. Kurze Einheiten reichen schon – wenn du keine Zeit hast, übe bloß zehn Minuten, aber dafür so oft wie möglich. Ich bin fast täglich auf meiner Yoga-Matte.

Du kannst die Abfolge der Asanas so machen wie von mir hier beschrieben, du kannst dir aber auch deine eigene Wohlfühl-Reihenfolge zusammenstellen. Wenn du sowieso eine Yogini bist und gern auch anstrengende Flows praktizierst, spricht überhaupt nichts dagegen, diese weiterzumachen und auch während der Periode zu üben. Nur von sogenannten Bandhas in der Bauchgegend (also starkem Anspannen des Beckenbodens und starkem Einziehen des Bauches) würde ich dir während der Menstruation abraten. Durch die Endometriose ist sowieso alles schon eher verspannt und verkrampft, das solltest du nicht auch noch fördern.

Ich liebe Yoga, und ich hoffe, es geht dir mit meinen Endometriose-Asanas wie mir, und du kommst auf den Geschmack. Wenn dem so ist, mach ein schönes Ritual aus deiner Yoga-Zeit. Kauf dir eine schöne Matte, vielleicht sogar besondere Yoga-Kleidung, und such dir bei dir zuhause einen besonderen, ruhigen Platz für deine Yoga-Praxis. Lass deine Yoga-Zeit zu einer besonderen und wichtigen Zeit werden, dann wird es dir auch nicht schwerfallen, so oft wie möglich zu üben.

Du solltest nur nach einer OP solange pausieren, bis deine Ärztin bzw. dein Arzt dir wieder grünes Licht gibt. Mir fällt das immer besonders schwer, die körperliche Schonung nach Operationen ist aber wirklich wichtig. Du hast – gerade nach einer Laparoskopie – äußerlich vielleicht nur kleine Wunden, das heißt aber nicht, dass in deinem Bauch nicht viel gemacht wurde und innerlich große Wundflächen bestehen. Bitte gefährde nicht deine Regeneration, weil du zu ungeduldig bist!

Natürlich kann es auch sein, dass du mit den Yoga-Übungen gar nichts anfangen kannst. Dann möchte ich dich aber trotzdem dazu ermutigen, dich zu bewegen – auch während deiner Regelblutung. Mach den Sport, den du gern machst, oder geh einfach spazieren. Jede Art der Bewegung intensiviert die Atmung, lockert den Bauchraum und tut bei Endometriose-Beschwerden gut.

Bei meiner Yoga- und Meditations-Praxis kommen regelmäßig ätherische Öle zum Einsatz. Ich trage dazu einen Tropfen Öl auf die Handflächen, Fußsohlen oder Pulspunkte an den Handgelenken auf und genieße den Duft. Außerdem sind sie ein toller Weg, direkt in Verbindung zu unseren Emotionen zu kommen, da die Zentren für Geruch und Emotionen im Gehirn ganz nah beieinanderliegen.

Ätherische Öle gehören für mich mittlerweile zum Alltag und ich setze sie auch bei körperlichem und emotionalem Unwohlsein ein. Besonders gern habe ich Zitrusöle, weil sie so wunderbar die Stimmung heben. Bei Endometriose und den damit verbundenen Beschwerden empfehlenswert sind unter anderem das hormonausgleichende und krampflösende »Frauen-Öl« Muskatellersalbei, das schmerzlindernde Copaiba-Öl oder der Extrakt des Thymians, der das Immunsystem stärkt.

Diese Öle können nicht nur durch ihren Duft hilfreich sein, sondern verdünnt auch auf die Haut – also den Bauch – aufgetragen werden. Bitte achte dabei aber unbedingt darauf, dass du zu hochwertigen, 100 % naturreinen Bio-Ölen greifst!

ERNÄHRUNG

Vielleicht kommt jetzt das Kapitel in diesem Buch, auf das du dich am wenigsten freust. Denn wenn es um Ernährung geht, kommt oft ganz schnell der Abschnitt, in dem steht, was man alles nicht mehr essen darf.

Mein Ernährungs-Guide ist aber keine Diät. Ich möchte dir nichts verbieten.

Denn jede Frau ist anders, jeder Körper ist anders, jede Endometriose ist anders. Ich möchte dir hier lediglich meine eigenen Erfahrungen schildern und dich dazu ermutigen, selbst auszuprobieren, was dir guttut und was nicht.

Zur Ernährung bei Endometriose gibt es wenig durch Studien Erwiesenes, wohl aber durch Erfahrung vieler Frauen Erprobtes. Auch ich persönlich habe einiges ausprobiert, bevor ich die für mich ideale Ernährung gefunden habe. An diese halte ich mich jetzt auch schon seit Jahren – prinzipiell.

Denn Essen und Trinken ist für mich nicht nur Nahrungsaufnahme, sondern vor allem auch Genuss. Deshalb gönne ich mir auch regelmäßig Ausnahmen und lasse meine Ernährung auch schon mal wochenlang schleifen. Irgendwann lässt mein Körper mich aber immer unmissverständlich wissen, dass es Zeit ist, zu meiner idealen Ernährungsweise zurückzukehren. Das sind meine Eckpunkte:

Warm statt kalt!

Die einfachste, aber für mich wichtigste Ernährungsregel lautet: Iss und trink warm! Ich gehöre zu jenen, die im Sommer die Eiswürfel aus den Getränken klauben und ihren Apfelsaft gespritzt mit warmem Leitungswasser bestellen.

Wärme im Bauch tut einfach gut. Viele Frauen mit Endometriose greifen während ihrer Tage instinktiv zur Wärmflasche, um mit Wärme am Bauch oder im Kreuz die Schmerzen zu lindern. Da macht es doch auch vollkommen Sinn, Wärme eben auch von innen zuzuführen. Auch die Traditionelle Chinesische Medizin arbeitet bei Endometriose oft mit Wärme von innen (Ernährung) und auch außen (sogenanntes »moxen«). Und das nicht nur während der Regel, sondern immer, um ein ständig warmes »Klima« im Körper zu erzeugen.

Bei mir persönlich merke ich deutlich: Eine warme Mahlzeit am Tag ist Pflicht. Am besten geht es mir, wenn fast alles, was ich esse und trinke, warm ist.

Meine persönlichen Getränkefavoriten:

- *Kräutertees*

  Zurzeit habe ich immer Frauenmantel, Käsepappel und Melisse zuhause. Alle drei Kräuter schmecken mir nicht nur sehr gut, sondern sind auch bei Menstruations- und Verdauungsbeschwerden hilfreich. Aber ich liebe die Abwechslung, und was schmeckt, ist gut. Probiere einfach für dich selbst aus! Aber Vorsicht bei Pfefferminze: die hat einen kühlenden Effekt – lieber weglassen.

- *Ingwer-Zitronen-Tee*

  Ich schneide einen Zentimeter frischen Ingwer ungeschält in dünne Scheiben, gebe sie in eine Kanne und gieße sie mit kochendem Wasser auf. Ich füge den frischgepressten Saft einer halben Zitrone dazu. Manchmal habe ich Lust auf süß, dann kommt noch etwas Honig oder Dattel-Sirup dazu. Diesen Tee kann man heiß, aber auch ausgekühlt genießen, er hat immer einen wärmenden Effekt und ist gut für die Verdauung. Außerdem ist er herrlich hilfreich, wenn eine Erkältung im Anmarsch ist.

- *Wasser*

  Ich lebe in Wien, einer Stadt mit hervorragendem Leitungswasser. Das fülle ich mir am liebsten in eine Karaffe. Das sieht nicht nur hübsch aus, sondern hält oder bringt das Wasser auf Zimmertemperatur. So mag ich es am liebsten – pures stilles Wasser ist für mich im Sommer der beste Durstlöscher. Und damit es nicht langweilig wird, gebe ich gern

Zitronen-, Limetten- oder Orangenscheiben ins Wasser oder verleihe ihm mit Apfelspalten, Gurkenscheiben oder einem Zweig Zitronenmelisse zusätzlich Geschmack. Kohlensäure vermeide ich hingegen, weil sie bei mir unangenehme Blähungen verursacht.

Beim Essen Warmes dem Kalten vorzuziehen, ist mir mittags und abends nie schwergefallen. Aber in der Früh war ich mit meinen Ideen früher schnell am Ende. Spiegelei, Rührei, Omelette – das waren all meine warmen Frühstücksoptionen. Das wird schnell langweilig und sehr eilastig. Mittlerweile frühstücke ich gern Suppe. Und warmen Getreidebrei.

- *Suppe zum Frühstück*

Ja, Suppe! Probiere es einmal aus! Dazu koche ich die Suppe morgens natürlich nicht frisch, das würde viel zu lange dauern. Ich mache am Vortag einfach mehr und wärme sie zum Frühstück wieder auf. Besonders gut schmecken mir Gemüsecremesuppen (zwei meiner Lieblings-Rezepte weiter hinten). Und seit in einem Thailand-Urlaub einmal »Klare Suppe mit Glasnudeln« auf der Frühstückskarte stand, liebe ich morgens auch Gemüse- oder Misosuppe mit Gemüseeinlage. Wenn ich großen Hunger habe, gebe ich oft auch dünne Reis-Vermicelli dazu. Die sind so schnell gemacht (einfach in einer Schüssel mit kochendem Wasser bedecken und ein paar Minuten warten, bis sie weich sind), dass ich sie erst am Morgen frisch zubereite und in die aufgewärmte Suppe gebe. Wer Fleisch mag, kann auch Hühner- oder Rinderbrühe mit Fleisch- und Gemüseeinlage frühstücken.

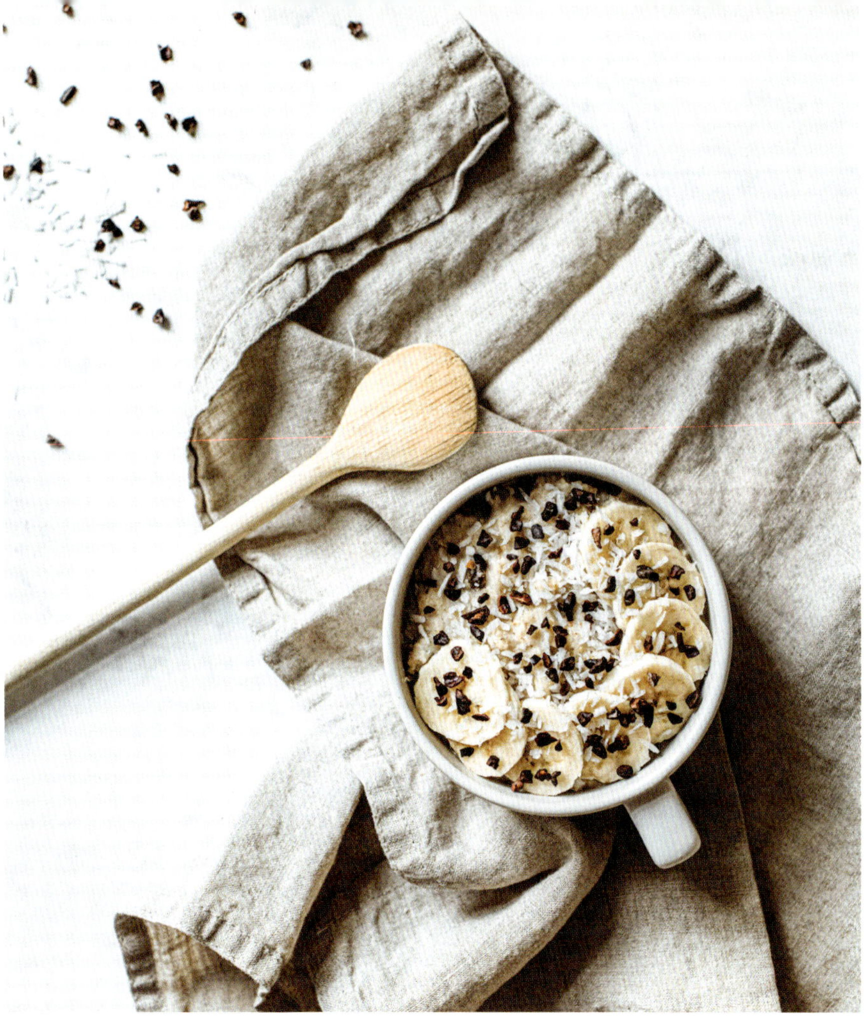

- *Warmer Getreidebrei*

Auf diese Idee bin ich durch einen TCM-Kochkurs gekommen. Und seit eine gute Freundin in Wien ein Lokal betreibt, in dem sie jeden Tag aus unterschiedlichsten Getreidesorten schmackhaftes Frühstück zaubert, habe ich meine Liebe dafür entdeckt. Hier zwei meiner Lieblings-Rezepte, die morgens auch schnell zubereitet sind.

PORRIDGE

Zutaten für 1 Person:

- 1 Espressotasse Kleinblatt-Haferflocken
- 1 Espressotasse Wasser
- 1 Prise Salz
- ca. ½ Espressotasse Pflanzenmilch
- 1 kleine Handvoll Rosinen
- 1 Banane
- 1 EL Kakaonibs
- 1 EL Kokosflocken
- 1 TL–1 EL Honig

Zubereitung:

Haferflocken, Wasser, Salz und Rosinen in einem Topf zum Kochen bringen. Auf niedriger Hitze unter ständigem Rühren nur ein paar Minuten köcheln lassen. Die Pflanzenmilch dazugeben und solange weiterrühren, bis ein angenehm zähflüssiger Brei entsteht.

Den Porridge in einer Schale anrichten. Als Topping die in Scheiben geschnittene Banane, Kakaonibs und Kokosflocken über den Brei geben. Wer es gern süß mag, finalisiert das Ganze mit etwas Honig.

Dieses Rezept kann man herrlich abwechseln, indem man das Topping ändert – zum Beispiel mit Nüssen, Obst, Granola, Getreidepops oder Ahornsirup. Du kannst auch beim Porridge selbst variieren und mal Kakao, Zimt, Kardamom oder Vanille einrühren, oder Obst wie Beeren, Äpfel oder Bananen mitkochen.

SÜSSE POLENTA

Zutaten:

- ½ Tasse Pflanzenmilch
- ¼ TL Kardamom
- 3 EL Maisgrieß (Polenta)
- 1 Dattel
- Saft von ½ Orange
- ½ Birne
- 1 TL Kokosöl

Zubereitung:

Die Dattel entsteinen, klein schneiden und zusammen mit der Pflanzenmilch, dem Kardamom und der Polenta in einem Topf einmal aufkochen. Dann von der Hitze nehmen und 10 Minuten quellen lassen. Immer wieder umrühren und nach und nach den Orangensaft einrühren.

In der Zwischenzeit die halbe Birne in Streifen schneiden und im Kokosöl bei hoher Hitze kurz scharf anbraten. Polenta in einem Schälchen mit den Birnen servieren.

Auch die süße Polenta lässt sich so einfach wie der Porridge variieren, sodass es nicht so schnell langweilig wird.

Gekocht statt roh!

Bei Endometriose wird oft empfohlen, viel frisches Obst und Gemüse zu essen. Schließlich enthalten sie Vitamine, Mineralstoffe, Ballaststoffe und Antioxidantien. Wenn du das gut verträgst, spricht auch überhaupt nichts dagegen. Aber: Ich habe die Erfahrung gemacht, dass viele Frauen mit Endometriose Rohkost schlecht vertragen. Ich gehöre auch dazu. Ich versuche rohes Obst und Gemüse fast gänzlich zu vermeiden (nur Bananen vertrage ich gut), weil ich es schlecht verdauen kann. Wenn ich – vor allem im Sommer – große Lust auf Obst und Salat habe, passe ich aber auf, dass ich es vormittags esse. Ich habe das Gefühl, zu dieser Tageszeit kann mein Körper das Rohe noch halbwegs gut verarbeiten.

Generell wird bei mir aber der Herd oft angeworfen. Denn auch dieses ganze schnelle Essen wie belegtes Brot oder gefülltes Weckerl bekommt mir auf Dauer nicht gut. Seit einer TCM-Ernährungsberatung weiß ich, dass ich Brot toasten soll, wenn es denn schon mal Brot sein muss. Aber generell ist es für mich besser, wenn ich koche, schmore, dünste oder im Backrohr zubereite. Die viele Wärme tut dem Bauch gut.

Praktisch ist, dass mir Suppen und Eintöpfe sowieso sehr gut schmecken, denn das ist es, was mir am allerbesten bekommt: sämig, saucig, warm und lang geköchelt. Im Sommer, wenn es draußen heiß ist, ist das allerdings ein Problem. Denn dann habe ich wenig bis gar keine Lust auf meine Eintöpfe. Trotzdem muss ich gerade im Sommer darauf achten, dass Salat, Eis, Obst und Cocktails nicht überhandnehmen, denn dann geht es mir schlecht. Hier zwei meiner All-Time-Favorites, die sowohl warm als auch ausgekühlt hervorragend schmecken:

BROKKOLI-SALAT MIT QUINOA

Zutaten für 2 Personen:

½ Brokkoli
½ Tasse Quinoa
Abrieb von 1 Zitrone
Saft von ½ Zitrone
2 EL Olivenöl
½ Bund Petersilie
¾ Tasse Wasser
2 TL Salz

Zubereitung:

Quinoa in ein Küchensieb geben und unter heißem, fließendem Wasser waschen. Mit dem Wasser und einem halben Teelöffel Salz in einen Topf geben, aufkochen und auf kleinster Stufe ca. 20 Minuten köcheln lassen. In den letzten fünf Minuten den Deckel öffnen und mehrere Male umrühren, bis das Wasser vollständig verdampft ist.

Den Brokkoli in kleine Röschen teilen, den Stunk großzügig schälen und ebenfalls kleinschneiden. Mit einem Teelöffel Salz und etwas Wasser in einem Topf zum Kochen bringen und fünf Minuten köcheln lassen.

Für die Marinade Olivenöl, Zitronensaft und einen halben Teelöffel Salz in ein leeres, kleines Schraubglas geben, mehrere Male schütteln und warten, bis das Salz sich aufgelöst hat.

Zitronenabrieb und fein gehackte Petersilie in eine große Schüssel geben. Quinoa, Brokkoli und die Marinade ebenfalls in die Schüssel geben. Gut durchrühren und lauwarm oder kalt genießen.

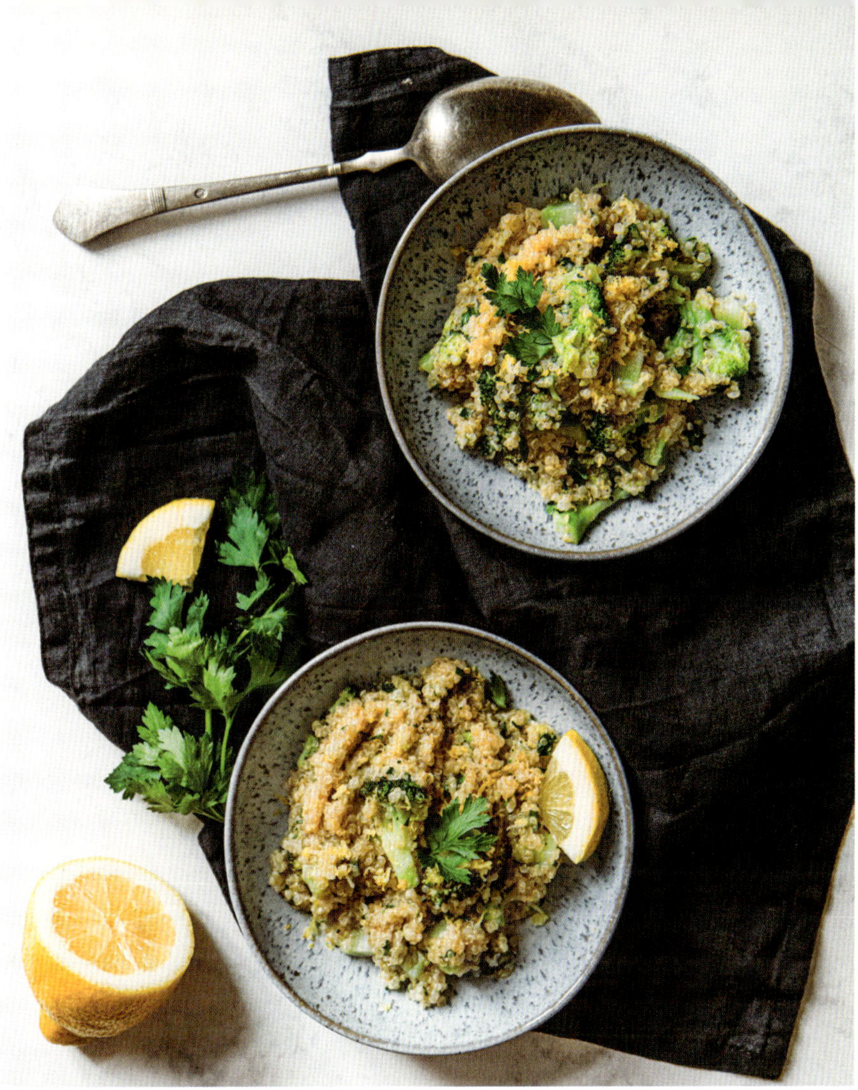

Dieses Gericht mit Brokkoli ist eines meiner absoluten Lieblings-Rezepte. Für etwas Abwechslung kann man den Brokkoli aber auch durch gebratenes Gemüse (Tomaten, Paprika, Zucchini) ersetzen, und statt des Zitronensaftes Balsamicoessig verwenden. Dann bekommt man einen wunderbaren lauwarmen Sommer-Salat.

APFELKOMPOTT

Zutaten:

- 2–3 Äpfel
- 1 Zimtstange
- 3 Nelkenblüten
- Wasser

Zubereitung:

Äpfel je nach Geschmack ungeschält verwenden oder schälen. Kleine Äpfel in Spalten, große Äpfel in mundgerechte Stücke schneiden.

Die Apfelstücke mit der Zimtstange und den Nelken in einen Topf geben und mit Wasser bedecken. Einmal aufkochen lassen und den Topf vom Herd nehmen. So sind die Äpfel zwar gekocht und dadurch bekömmlicher, bleiben aber fest und werden nicht zu Matsch.

Dieses Kompott kann man warm oder kalt genießen. Ich bewahre es im Kühlschrank auf, wärme es entweder portionsweise auf oder lasse es zumindest auf Zimmertemperatur erwärmen, bevor ich es esse. Herrlich ist dieses Kompott auch als Topping für das Porridge (siehe S. 159) oder die süße Polenta (siehe S. 160).

Milchprodukte meiden!

Schon als kleines Kind mochte ich keine Milch, und das ist bis heute so geblieben. Das ist deswegen spannend, weil sich vor ein paar Jahren herausgestellt hat, dass ich Milchprodukte ganz schlecht vertrage – nicht wegen der Laktose, bei mir ist das Kuhmilcheiweiß der Übeltäter. Ob mein Körper wohl deswegen den Geschmack der Milch »ablehnt«?

Ich habe die Erfahrung gemacht, dass viele Frauen mit Endometriose keine Milch vertragen. Interessant dabei ist, dass auch die Traditionelle Chinesische Medizin bei Endometriose empfiehlt, keine Milchprodukte zu sich zu nehmen. Milch verschleimt und fördert Krämpfe. Zudem enthält Käse Histamin, welches Rezeptoren im Uterus hat und schmerzverstärkend wirken kann. Oftmals wird Histamin (enthalten in allem Geräucherten und Gereiften wie z. B. Räucherfisch, Parmesan, Balsamico, Bier und Sekt) auch schlecht vertragen und führt zu Verdauungsbeschwerden. Joghurt wiederum hat einen stark kühlenden Effekt, weswegen bei Endometriose sowieso darauf verzichtet werden sollte.

Keine Milch zu verwenden, fällt mir also gar nicht schwer, Käse vermisse ich hingegen schon ab und zu. Deswegen esse ich hin und wieder Schaf- und Ziegenkäse, wenn meine Verdauung in Ordnung ist. Letztens habe ich veganen Käse probiert. Das ist zwar für mich überhaupt nicht das gleiche, aber mein Verlangen nach Käsetoast war auf jeden Fall gestillt.

Es gibt auch Alternativen zur Milch – Pflanzendrinks aus Hafer, Soja, Mandeln, Reis oder Kokos, und als Ersatz für Obers finde ich Soja- und Hafer-Cuisine ganz toll. Der Klassiker ist die dickflüssige Kokosmilch. Damit mache ich nicht nur Curries oder Pasta-Saucen, sondern verwende sie auch im Risotto und brauche keinen Käse mehr. Manchmal kann man das im Rezept vorgesehene Milchprodukt auch einfach weglassen.

KÜRBIS-SUPPE

Zutaten für 2–3 Personen:

- 1 Hokkaido-Kürbis
- 1 EL Rapskernöl
- 1 TL Kreuzkümmel
- 1 TL Kurkuma
- 1 TL Salz
- Wasser

Zubereitung:

Kürbis gut waschen, halbieren, die Kerne entfernen und das Fruchtfleich mit Schale in Stücke schneiden. Öl in einem Topf auf hoher Stufe erhitzen, die Kürbis-Stücke und die Gewürze dazugeben und drei bis vier Minuten unter regelmäßigem Rühren anrösten.

Dann mit so viel Wasser aufgießen, dass der Kürbis nicht ganz damit bedeckt ist. Aufkochen, die Hitze zurückdrehen und köcheln lassen. Wenn der Kürbis weich ist (zum Testen mit einer Gabel anstechen), Topf vom Ofen nehmen, Salz dazugeben und mit einem Stabmixer pürieren. Falls dir die Suppe zu dick ist, einfach mit etwas heißem Wasser aufgießen.

Die Suppe schmeckt mir pur hervorragend. Man kann aber auch getrocknete Dillspitzen mitpürieren, mit einem Schuss Kokosmilch abschmecken, oder die Suppe mit gehackter Petersilie anrichten.

FENCHEL-KARTOFFEL-SUPPE

Zutaten für 2 Personen:

- ½ Fenchelknolle
- 2 große mehlige Kartoffeln
- 1 TL Butterschmalz
- 1 TL getrockneter Majoran
- ½ TL gemahlener Kümmel
- 1 TL Salz
- 1 Prise Muskatnuss

Zubereitung:

Kartoffeln und Fenchel in kleine Stücke schneiden. Fenchelgrün aufheben. Butterschmalz in einem Topf erhitzen, Fenchel, Kartoffeln, Majoran und Kümmel dazugeben und anrösten. Salz dazugeben und mit Wasser aufgießen, sodass das Gemüse nicht vollständig bedeckt ist.

Aufkochen und köcheln lassen, bis die Kartoffeln weich sind (zum Testen mit einer Gabel anstechen). Dann den Topf vom Herd nehmen, etwas Muskatnuss in die Suppe reiben und mit einem Stabmixer pürieren. Mit dem kleingeschnittenen Fenchelgrün anrichten.

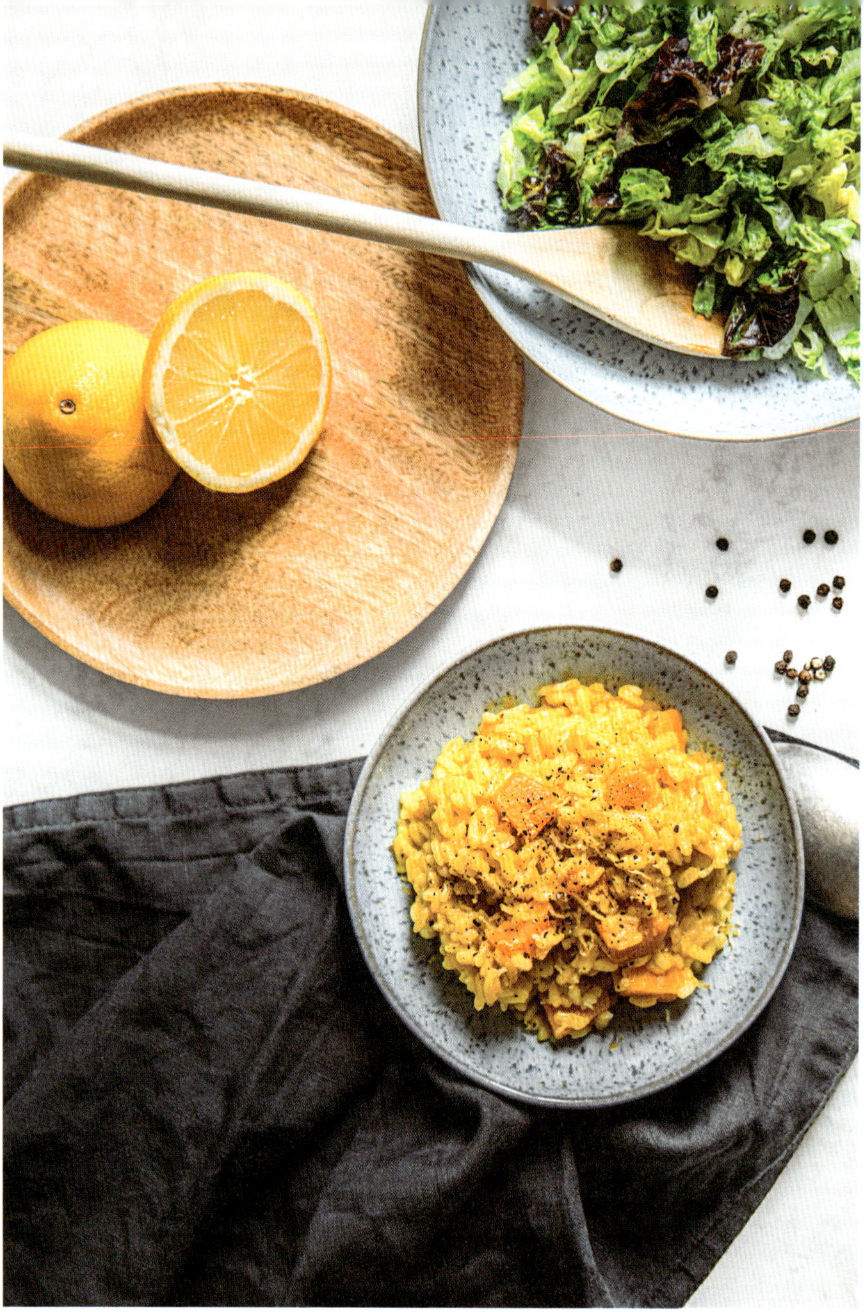

KÜRBIS-RISOTTO

Zutaten für 2 Personen:

- 1 Handvoll Butternusskürbis
- ½ Tasse Risottoreis
- 1 TL Kokosöl
- 2 TL Gemüsesuppenpulver
- 1 TL Kurkuma
- 1 TL Kreuzkümmel
- ¼ TL Ingwerpulver
- 200 ml Kokosmilch
- Abrieb von 1 Zitrone
- Saft von ½ Zitrone
- Wasser
- Salz, Pfeffer aus der Mühle

Zubereitung:

Das Öl in einem Topf erhitzen, den Reis dazugeben und auf mittlerer Hitze glasig dünsten. Den geschälten und in Würfel geschnittenen Kürbis und die Gewürze dazugeben und kurz mitrösten. Statt Ingwerpulver kannst du auch ein Stück kleingeschnittenen Ingwer verwenden. Das Suppenpulver dazugeben und mit warmem Wasser ablöschen. Achte beim Suppenpulver unbedingt auf Bio-Qualität bzw. dass kein Glutamat enthalten ist. Diese Geschmacksverstärker werden meistens ganz schlecht vertragen!

Unter häufigem Rühren immer wieder Wasser dazugeben und einkochen lassen. Nach etwa 10 Minuten die Kokosmilch dazugeben und solange rühren, bis der Reis die Milch aufgenommen und eine cremige Konsistenz angenommen hat. Sollte der Reis noch zu hart sein, noch etwas Wasser zufügen.

Abrieb und Saft von der Zitrone unter das Risotto rühren, mit Salz und Pfeffer abschmecken, fertig! Am besten schmeckt mir dieses Gericht mit Blattsalat als Beilage.

Auf Weizen verzichten!

Eine der ersten Ernährungs-Empfehlungen, auf die ich nach meiner Endometriose-Diagnose gestoßen bin, war jene, auf Weizen zu verzichten. Interessanterweise ist es auch hier – genauso wie bei der Milch – so, dass ich Weizen ohnehin nicht gut vertrage.

Warum aber soll man bei Endometriose keinen Weizen essen? Nun, Weizen ist das am häufigsten verwendete Getreide. Brot, Gebäck, Nudeln, Kuchen, überall ist Weizen enthalten. Und um in der Landwirtschaft den Ertrag des beliebten Getreides zu steigern, wurde es im letzten Jahrhundert »hochgezüchtet«. Mehr Körner für mehr Ertrag, mehr Klebereiweiß, um die Backeigenschaften zu verbessern. Herbizide, Pestizide, Hormone, in vielen Ländern auch gentechnische Veränderungen …

All das sind Dinge, die man sich als Frau mit Endometriose eher nicht zuführen sollte. Außerdem ist es mittlerweile sehr einfach, auf Weizen zu verzichten. In jedem Supermarkt gibt es Dinkelbrot, und auch bei Pasta sind die Möglichkeiten schier endlos. Und alternative Pasta schmeckt heute – im Gegensatz zu meinen ersten weizenfreien Versuchen vor 15 Jahren – auch bereits wirklich gut.

Ich ernähre mich zurzeit sogar weitgehend glutenfrei, und bis auf wenige Ausnahmen (auf Pizza, frisches Roggenbrot und das beste Croissant der Stadt kann ich nicht immer verzichten) funktioniert das auch problemlos. Auch dadurch bin ich beim Kochen auf viele neue Rezepte gestoßen und habe Getreidearten wie Hirse oder Quinoa für mich entdeckt.

Hier aber ein ganz einfaches Rezept für Dinkelweckerl. Als mir die Mutter eines Freundes dieses Rezept geben wollte, habe ich zuerst noch dankend abgelehnt. Brot backen!? Viel zu aufwändig, habe ich mir gedacht. Aber

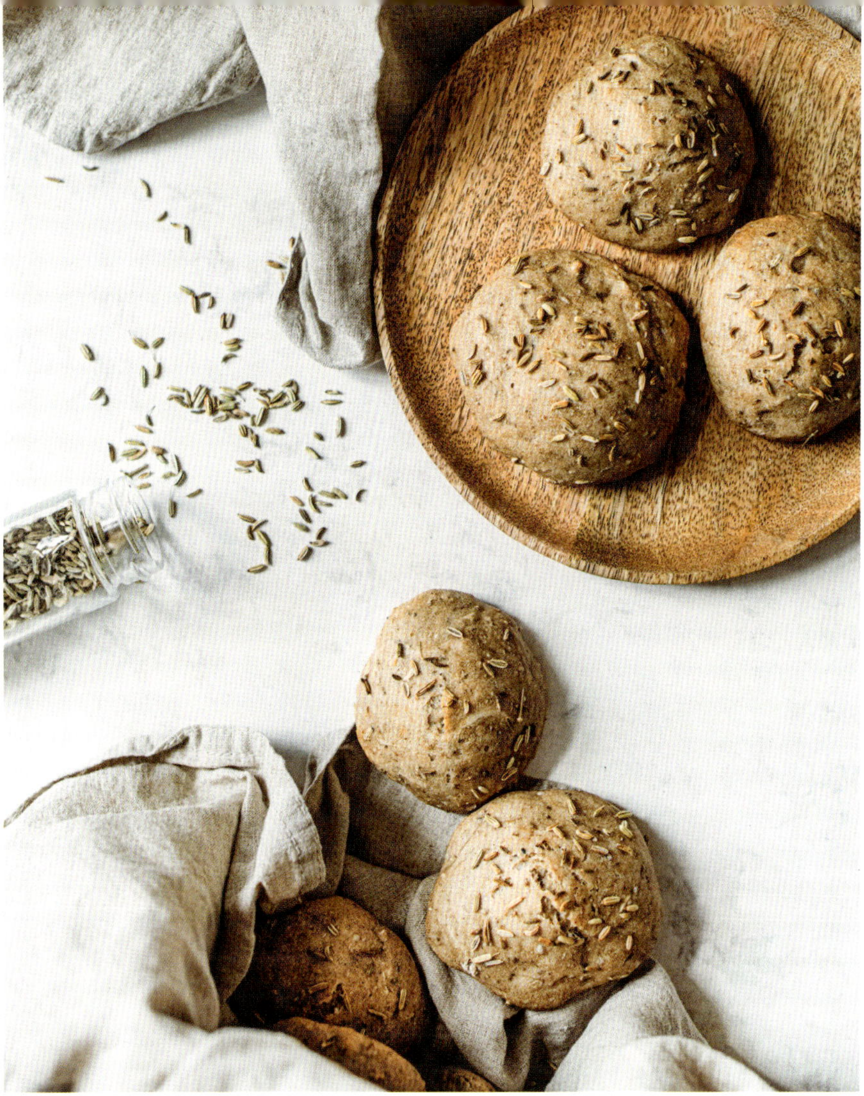

dieses Rezept ist so einfach umzusetzen und dabei so schmackhaft, dass ich heute froh bin, damals zum Aufschreiben gezwungen worden zu sein. Auch schön: Die Weckerl sind hefefrei. Auch Hefe vertrage ich schlecht. Deswegen achte ich zum Beispiel auch bei Suppen-Würfeln oder -Pulver darauf, dass keine Hefe enthalten ist.

DINKEL-WECKERL

Zutaten für 5 bis 7 Weckerl (Brötchen):

- 250 g Dinkelmehl
- 250 ml stark sprudelndes Mineralwasser
- ½ TL Salz
- 1 TL Brotgewürz
- 1 TL Fenchelsamen

Zubereitung:

Das Backrohr vorheizen (Heißluft 180 °C). Mehl, Salz und Gewürze in einer Schüssel mit einem Löffel gleichmäßig verrühren und in der Mitte eine Grube bilden. Das Mineralwasser in diese Grube leeren und mit dem Löffel gründlich mit dem Mehl verrühren, sodass eine klebrige Masse entsteht.

Ein Backblech mit Backpapier auslegen. Mit dem Löffel Teighäufchen abstechen und aufs Blech bringen. Für ca. 15 Minuten auf mittlerer Schiene backen, bis die Brötchen beginnen, sich goldbraun zu färben. Zur Probe vorsichtig ein Weckerl aus dem Rohr nehmen und von unten dagegen klopfen. Wenn es sich hohl anhört, ist das Gebäck fertig. Aus dem Rohr nehmen und auf einem Gitter mit einem Küchenhandtuch bedeckt auskühlen lassen.

Ich verwende für die Brötchen gern eine fertige Brot-Gewürz-Mischung und noch zusätzlich Fenchel. Du kannst bei den Gewürzen aber ganz nach deinem Geschmack gehen.

Kaffee reduzieren!

Koffein soll bei Endometriose und auch Kinderwunsch negative Auswirkungen haben. Ob das wirklich so ist, kann ich nicht aus eigener Erfahrung beantworten – schlicht und ergreifend deshalb, weil ich keinen Kaffee trinke. Ich würde gern, sehr gern. Für mich gibt es kaum etwas, das besser riecht als frisch gemachter Kaffee. Und eine Zeit lang habe ich täglich mehrere Caffè Latte (mit Sojamilch!) getrunken, obwohl er mir nicht guttut. Ich bekomme zittrige Hände, ein Gefühl von Unterzucker und riesigen Durst.

Mittlerweile lasse ich den Kaffee lieber weg. Was mir früher so schwer gefallen ist, ist heute kein Problem mehr. Denn ich bin draufgekommen, dass ich Kaffee zwar gern rieche, auf den Geschmack aber gut verzichten kann. Was mir früher immer so gefehlt hat, ist das »mollige« Gefühl beim Trinken meines Latte. Das wolkig weiche, leicht süßliche vom Milchschaum, die bittere Note vom Kaffee und vor allem die Konsistenz des Getränks auf der Zunge habe ich wirklich vermisst. Mit Getreidekaffe als Alternative bin ich nicht wirklich glücklich geworden. Aber jetzt habe ich zwei perfekte Alternativen gefunden.

Für den Kakao verwende ich am liebsten Hafermilch, für die Goldene Milch gern einen Mandeldrink. Beides schmeckt auch gut mit Sojamilch. Ich kaufe meine Pflanzenmilch immer ungezuckert und wenn möglich die Barista-Variante (lässt sich besser aufschäumen). Reis- oder Kokosdrinks sind mir zu dünnflüssig.

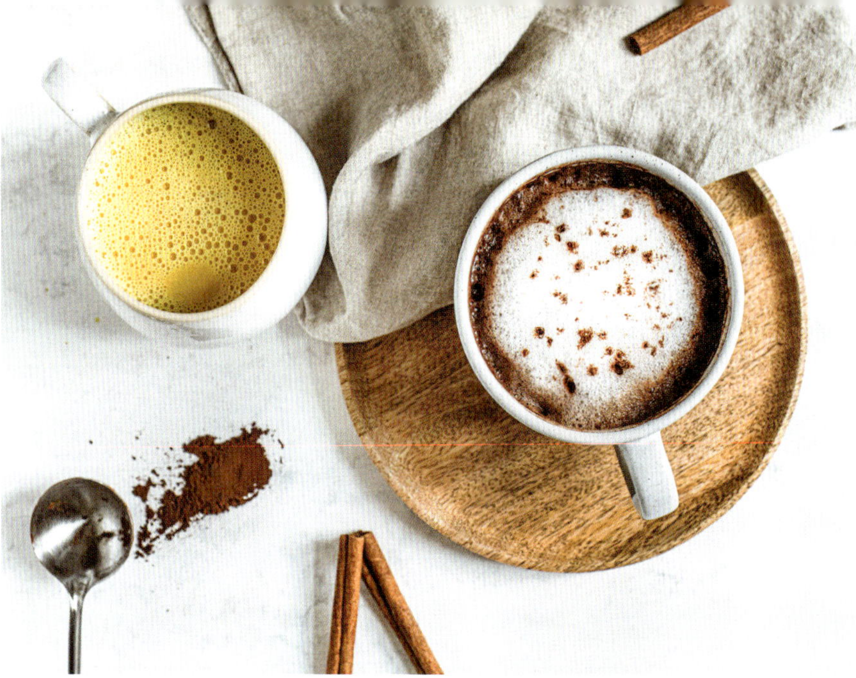

KAKAO

Zutaten für 1 Häferl (Tasse):

- 1 Tasse Pflanzenmilch
- 2 TL Rohkakao
- ¼ TL Zimt
- ¼ TL Kardamom
- 1 TL Kokosblütenzucker

Zubereitung:

Die Pflanzenmilch am Herd erwärmen. Nicht kochen, da dann manche Pflanzenmilch unschön ausflockt. Kakao, Zimt, Kardamom und Kokosblütenzucker in eine Tasse geben, mit einem Schluck warmer Pflanzenmilch gut verrühren, bis sich alles aufgelöst hat. Restliche Milch aufschäumen, ins Häferl geben und alles miteinander verrühren.

GOLDENE MILCH

Zutaten für 1 Häferl (Tasse):

- 1 Tasse Pflanzenmilch
- 1 TL Kurkuma
- ¼ TL Ingwerpulver
- ¼ TL Zimt
- ¼ TL Kardamom
- 1 – 2 TL Ahornsirup

Zubreitung:

Die Pflanzenmilch am Herd erwärmen. Nicht kochen, da dann manche Pflanzenmilch unschön ausflockt. Kurkuma und restliche Gewürze in ein Häferl geben, mit einem Schluck heißer Pflanzenmilch gut verrühren und den Ahornsirup mit einrühren. Restliche Milch aufschäumen, in die Tasse geben und alles verrühren. Beim Trinken immer wieder umrühren, da sich der Kurkuma nicht ganz auflöst.

Weniger Fleisch!

Ich habe in meinem Leben schon mehrere vegetarische und sogar vegane Phasen gehabt. Begonnen hat alles nach meiner ersten Yoga-Lehrer-Ausbildung, bei der wir einen Monat lang laktovegetarisch (also ohne Fleisch, Fisch und Eier; Milchprodukte waren in kleinen Mengen erlaubt) gegessen haben. Ich habe das Fleisch überhaupt nicht vermisst und danach noch monatelang mit dieser Form der Ernährung weitergemacht.

Nach meiner zweiten Yoga-Lehrer-Ausbildung ging es mir genauso. Ich hatte einfach monatelang keine Lust auf Fleisch. Da ich vor kurzem wieder sehr mit meiner Verdauung gekämpft habe, bin ich kurzzeitig zur Veganerin geworden. Das war am Anfang nicht leicht, aber ich habe sehr viele neue Rezepte kennen und lieben gelernt, und rein pflanzenbasiert zu essen hat auch sehr gut getan.

Alle Rezepte in diesem Buch sind vegan. Darauf habe ich es nicht bewusst angelegt, aber es ist praktisch, weil so auch die Veganerinnen unter euch meine Rezepte nachkochen können. Außerdem ist es sowieso gesund, nicht so viel Fleisch zu essen.

Speziell bei Endometriose lohnt sich die Reduzierung des Fleisch-Konsums allemal, denn im Fleisch findet sich die sogenannte Arachidonsäure. Diese soll entzündungsfördernd sein und hormonelle Prozesse im Körper beeinflussen. Zudem übersäuert viel Fleischkonsum und belastet außerdem die Verdauung. Und wer günstiges Fleisch aus konventioneller Landwirtschaft kauft und isst, nimmt so auch oft Antibiotika, Hormone oder Dioxine zu sich. Das will man – gerade als Frau mit Endometriose – doch eigentlich nicht im Körper haben.

Ich persönlich achte deswegen – nicht nur bei Fleisch – generell auf Bio-Qualität und versuche, überhaupt kein verarbeitetes Fleisch (Wurstwaren) zu essen. Ansonsten wird bei Endometriose empfohlen, eher weißes Fleisch und Fisch zu essen und auf rotes Fleisch zu verzichten. Ich persönlich ernähre mich momentan vegan mit Fisch. Auf der nächsten Seite aber eines meiner veganen Lieblingsrezepte, das ich schon oft gekocht habe, bevor ich überhaupt daran gedacht habe, meine Ernährung umzustellen.

GEMÜSECURRY MIT REIS

Zutaten für 2 Personen:

1 Handvoll Brokkoli	1 Handvoll Petersilie
1 Handvoll Karfiol	½ Tasse Basmatireis
1 Handvoll Karotten	¾ Tasse Wasser
1 TL grüne Currypaste	2 TL Salz
1 Dose Kokosmilch	Zitronensaft

Zubereitung:

Reis in einen Topf geben und unter Rühren kurz anrösten. 1 Teelöffel Salz hinzufügen und mit dem Wasser aufgießen. Mit geschlossenem Deckel auf kleinster Hitze ungefähr 20 Minuten köcheln lassen. Die letzten Minuten den Deckel vom Topf nehmen. Der Reis ist fertig, wenn das ganze Wasser verkocht und der Reis angenehm bissfest ist.

In der Zwischenzeit Brokkoli und Karfiol in Röschen teilen, Karotten in mundgerechte Stücke schneiden. Kokosmilch und Currypaste in einem Topf gründlich verrühren und aufkochen lassen. Karotten dazugeben und auf niedriger Hitze fünf Minuten köcheln lassen. 1 Teelöffel Salz, Brokkoli und Karfiol dazugeben und fünf Minuten weiterköcheln. Das Gemüse soll gar, aber noch bissfest sein. Mit dem Reis, klein gehackter Petersilie und etwas Zitronensaft anrichten.

Dieses Curry kannst du mit jedem Gemüse machen, das dir schmeckt. Ich verwende auch gern Zucchini, Erbsenschoten oder Fisolen; roter und gelber Paprika und ganze Kirschtomaten schmecken auch hervorragend. Achte darauf, dass du die Zutaten in der Reihenfolge ihrer Garzeit in den Topf gibst – die am längsten brauchen zuerst.

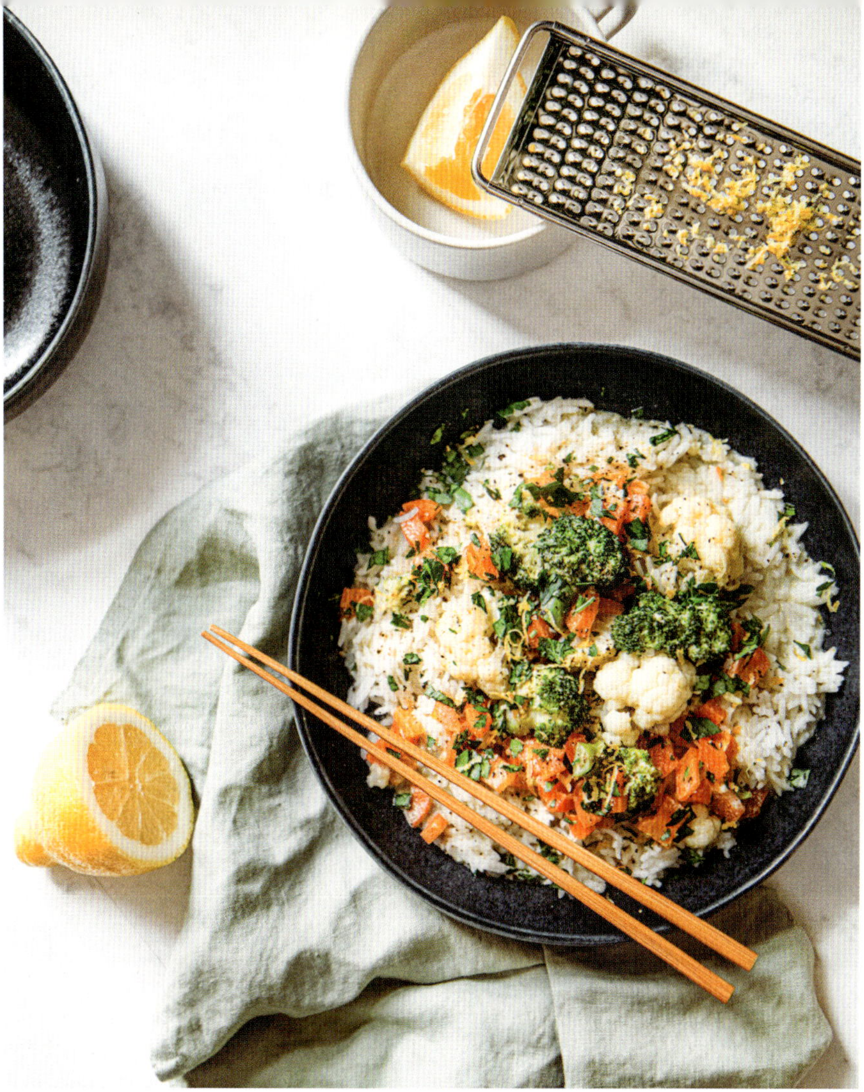

Das Gericht schmeckt auch sehr gut, wenn du Räuchertofu in Würfel schneidest, in Öl scharf anbrätst und vor dem Anrichten unters Curry mischst. Wenn du Koriander magst, verwende zur Abwechslung Koriander statt Petersilie. Ich variiere auch gern beim Reis, seit ich Vollkorn-Basmati entdeckt habe.

Gutes Öl!

Fett gilt gemeinhin als verpönt, man denkt, es macht dick. Aber Fett ist ein wichtiger Bestandteil unserer Ernährung – es liefert Energie, und viele Vitamine können ohne Fett gar nicht erst vom Körper aufgenommen werden. Aber es gibt »gute« und »schlechte« Fette, was speziell bei einer Entzündungs-Erkrankung wie der Endometriose relevant ist.

Ein wichtiger Bestandteil von Fett sind die sogenannten Fettsäuren. Meiden sollte man gesättigte Fettsäuren, wie sie vor allem in tierischem Fett wie Fleisch, Schmalz, Butter oder Schlagobers vorkommen. Hingegen sind die ungesättigten Fettsäuren gut für uns. Diese kommen vor allem in Pflanzenölen und Fisch vor.

Aber auch da gilt es, achtsam zu sein. Denn in Pflanzenölen und Fisch sind sowohl Omega-3- also auch Omega-6-Fettsäuren enthalten. Die beiden sind Gegenspieler: Omega-3 wirkt entzündungshemmend, Omega-6 entzündungsfördernd. Und um Endometriose-Beschwerden zu verringern, ist es natürlich sinnvoll, vermehrt Omega-3-Fettsäuren zu sich zu nehmen.

Der ideale Lieferant dafür ist Fisch. Und bei Pflanzenölen sind es Leinöl, Leindotteröl, Chiaöl, Rapskernöl, Hanföl, Walnussöl und Olivenöl. Eher vermeiden solltest du aber Distelöl, Traubenkernöl, Sonnenblumenöl, Kürbiskernöl, Sesamöl und Maiskeimöl, denn diese enthalten überdurchschnittlich viele entzündungsfördernde Omega-6-Fettsäuren.

Andere Nahrungsmittel mit viel Omega-3 sind Grünkohl, Spinat, Vogerlsalat (Feldsalat), Brokkoli, Löwenzahn, Brennnessel, Kohlsprossen (Rosenkohl), Mangold, Walnüsse, Macadamianüsse, Hanfsamen, Leinsamen, Chiasamen, Kichererbsen, Sprossen, Wildreis und Heidelbeeren.

Sei bitte auch vorsichtig beim Erhitzen von Ölen! Denn da entstehen Trans-Fettsäuren, die ebenfalls Entzündungen fördern. Zum Erhitzen verwende ich am liebsten ungehärtetes Kokosfett (Kokosöl), Rapskernöl oder Butterschmalz (auch als »Ghee« bekannt).

Weniger ist mehr!

Dass Übergewicht bei chronischen Erkrankungen nie förderlich ist, ist klar. Gerade bei Endometriose gibt es die Empfehlung, Übergewicht zu vermeiden, weil sich in den Fettzellen Dioxin ablagert, das für die Entstehung von Endometriose mitverantwortlich gemacht wird.

Aber das meine ich gar nicht mit meinem Tipp, dass weniger zu essen manchmal besser ist. Seit ich mich mit dem weiblichen Zyklus beschäftige, kann ich auch an mir selbst immer mehr beobachten, dass ich in den unterschiedlichen Zyklusphasen unterschiedliche Bedürfnisse habe.

Die Zeit vom Eisprung bis zum Ende der Regelblutung ist eine Phase des Loslassens und der Reinigung. In dieser Zeit neige ich besonders zu Blähungen und Verdauungsbeschwerden, vor allem, wenn ich zu belastend esse oder viel Stress habe.

Ich empfehle dir also, gerade in der Zeit vor und während deiner Menstruation auf die vorangegangenen Ernährungs-Empfehlungen zu achten, und Leichtes wie Suppen und viel Gemüse zu essen. Auch viel zu trinken ist in diesen Tagen essenziell. Damit unterstützt du das Loslassen und die Reinigung kann leichter vonstattengehen.

Überhaupt solltest du dir in dieser Zyklus-Phase viel Ruhe gönnen. Es ist die Zeit des Innehaltens und der Selbstreflektion. Roll jetzt deine Yoga-Matte öfter aus, baue mehr Meditationseinheiten in deinen Alltag ein und gönn dir Zeit für dich selbst. Je weniger Stress ich in der Zeit des Loslassens habe, desto leichter fällt es mir auch, auf zu viel und belastende Nahrung zu verzichten. Heißhungerattacken und unbändige Lust auf Süßes habe ich vor und während der Blutung nur dann, wenn ich auf die anderen Bedürfnisse meines Körpers und meiner Seele keine Rücksicht nehme.

Genug nun der vielen guten Tipps, was du essen und was du eher meiden solltest. Denn wie ich zu Beginn dieses Kapitels schon geschrieben habe: Essen ist mehr als Nahrungsaufnahme und Kalorienzufuhr, mehr als Vitamin- oder Histaminquelle, mehr als potenziell entzündungsfördernd oder dioxinbelastet.

Essen ist sinnlich, ist Genuss, es kann und soll eine Auszeit sein, in der du dich auch aufs Essen konzentrieren kannst. Aufs Riechen, aufs Schmecken, und vergiss nicht: das Auge isst mit. Ich liebe es, in guten Lokalen essen zu gehen. Aber ich möchte dich mit meinen Rezepten auch dazu inspirieren, ein bisschen mehr zu kochen. Da hast du nicht nur wirklich im Griff, was in deinem Essen ist, sondern du nimmst dir Zeit für dich und dein Wohlbefinden.

Kochen und essen kann wunderbare »Me-Time« sein. Genieß den Geruch aus den Töpfen und Pfannen, zünde dir eine Kerze an und lass dir Zeit beim Kauen. Nicht nur, weil das gesünder ist, sondern weil du so auch mehr schmeckst. Und je mehr du darauf achtest, was du isst, was dir gut tut und was dir schmeckt, desto mehr wird dir dein Körper auch signalisieren, was er wirklich braucht.

SCHLUSSWORT

Ich bin unglaublich stolz auf mich. Dieses Buch ist für mich ein riesiger Meilenstein – eine Art Abschluss meiner Endometriose-Geschichte aber auch eine Art Neubeginn. Denn ich hoffe, dass dieses zwar mein erstes, aber nicht mein letztes Buch ist.

Ich wünsche mir, dass meine Erfahrungen mit Endometriose und mein Weg, mit dieser Erkrankung umzugehen, Inspiration für andere Frauen ist.

Wir mögen zwar chronisch krank sein, Endometriose macht uns aber auch stark und mutig.

Und wenn wir es zulassen, kann dieses Symptom Wegweiser in ein selbstbestimmteres, furchtloses und glückliches Leben sein.

Nicht trotz, sondern wegen all der Schmerzen, Qualen und der mich für immer daran erinnernden Narben bin ich heute mehr ich selbst, leichter, glücklicher und einfach »ganz«. Das wünsche ich auch euch allen, die ihr euch die Zeit genommen habt, dieses Buch zu lesen. Danke dafür!

Danke auch an meine Familie für eure bedingungslose Liebe und dass ihr immer für mich da seid. Ohne euch wäre ich nicht, wer ich bin. Und vor allem danke an meine unglaubliche Frau für die emotionale Unterstützung und den finanziellen Rückhalt, die mir erlaubt haben, mir Zeit für dieses Buch zu nehmen. Ich liebe dich.

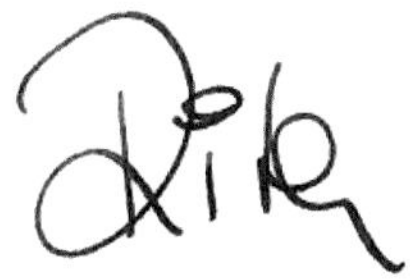